Yusuf Sobirov
Akbar Kuryazov
Adiba Iskandarova

Plantas medicinais e sua utilização em medicina dentária

Yusuf Sobirov
Akbar Kuryazov
Adiba Iskandarova

Plantas medicinais e sua utilização em medicina dentária

Monografia

ScienciaScripts

Imprint
Any brand names and product names mentioned in this book are subject to trademark, brand or patent protection and are trademarks or registered trademarks of their respective holders. The use of brand names, product names, common names, trade names, product descriptions etc. even without a particular marking in this work is in no way to be construed to mean that such names may be regarded as unrestricted in respect of trademark and brand protection legislation and could thus be used by anyone.

Cover image: www.ingimage.com

This book is a translation from the original published under ISBN 978-620-7-84475-3.

Publisher:
Sciencia Scripts
is a trademark of
Dodo Books Indian Ocean Ltd. and OmniScriptum S.R.L publishing group

120 High Road, East Finchley, London, N2 9ED, United Kingdom
Str. Armeneasca 28/1, office 1, Chisinau MD-2012, Republic of Moldova, Europe
Printed at: see last page
ISBN: 978-620-7-92984-9

Sobirov Yu.A, Kuryazov A.Q Iskandarova .A.I

Plantas medicinais e sua utilização em medicina dentária.
Monografia

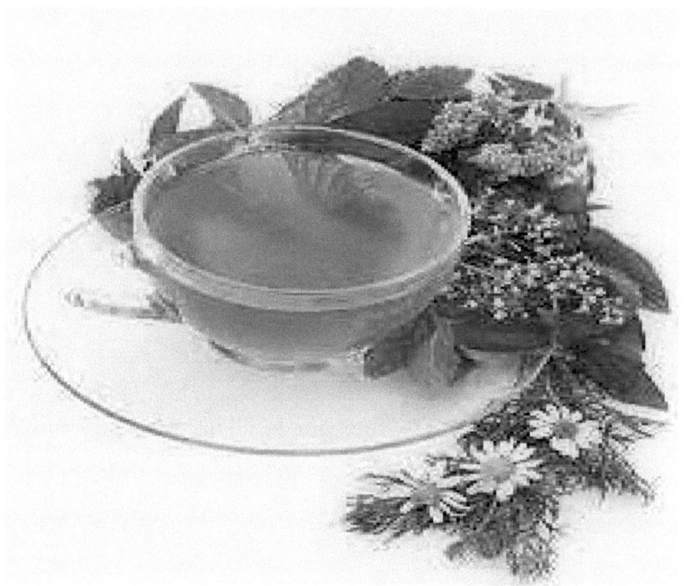

Autores:

Sobirov.Yu .A
- Doutor em filosofia do departamento de odontologia da secção de Urganch da Academia Médica de Tashkent, candidato a ciências médicas.

Kuryazov Akbar Kurambayevich-
chefe do departamento de odontologia da Academia Médica de Tashkent, secção de Urganch, candidato a ciências médicas.

Iskandarova Adiba Ikhtiyarovna -
um estudante da Faculdade de Medicina Dentária da Academia Médica de Tashkent, secção de Urganch

Revisores:
Tajiev Feruz Ibodullaevich
- Professor Associado do Departamento de Dentisteria Cirúrgica Infantil do Instituto Estatal de Medicina Dentária de Tashkent, DSc.

Idiev Gairat Elmurodovich
- Professor Associado do Departamento de Estomatologia Ortopédica e Ortodontia do Instituto Médico Estatal de Bukhara, DSc.

Índice

INTRODUÇÃO

A saúde humana está intimamente relacionada com a limpeza do ambiente, bem como com a pureza e o carácter curativo dos recursos naturais que consome.

Pessoas, animais e até aves tentam encontrar uma cura para a sua dor. Muitos medicamentos provêm do mundo animal. Há muitas fontes históricas, narrativas e factos da vida sobre este assunto.

Nos tempos antigos, os caçadores Buryat repararam que os veados feridos tentavam comer cravos vermelhos. Descobriu-se que esta planta contém substâncias com propriedades de estancar o sangue. É possível testemunhar ao vivo o facto de as ovelhas do rebanho comerem o erman muito picante com grande apetite. Mais tarde, estudos aprofundados mostram que existem factores na composição do erman que têm a capacidade de repelir os vermes. Por este motivo, as ovelhas comem terra de vez em quando e ficam livres de vermes nos seus órgãos. Os pastores viram este comportamento das ovelhas e tomaram consciência desta caraterística da erva arménia.

Por vezes, é possível assistir a um acontecimento interessante: os pássaros apanham as flores de oshraikhon, khojiraihon e sadaraihon plantadas na primavera. Acontece que, quando os pássaros hesitam em dar à luz, os seus ninhos estão cheios de flores com este cheiro, para que não se tornem alimento de insectos (ácaros, pulgas, baratas, etc.).

Assim, se dissermos que milhares de acções utilizadas na medicina popular foram criadas com base em longas observações e experiências de vida, não estamos de todo enganados.

Atualmente, são utilizadas mais de 3.000 substâncias medicinais no nosso país. Algumas delas são actualizadas de tempos a tempos. 1/3 dos medicamentos utilizados na prática são obtidos a partir de produtos de plantas medicinais.

De acordo com a Organização Mundial de Saúde, 2,5-5% dos doentes internados em hospitais têm complicações ou envenenamento por medicamentos. está relacionado com Alguns tipos de medicamentos químicos e sintéticos têm a caraterística de causar complicações desagradáveis quando utilizados em conjunto com outros medicamentos. Se forem utilizados medicamentos preparados com base em produtos de plantas medicinais, é muito raro que causem consequências tão desagradáveis.

Também é possível prevenir uma série de doenças se os medicamentos feitos a partir de produtos vegetais forem utilizados de forma empreendedora. Estes medicamentos distinguem-se pela sua total indiferença em relação aos órgãos humanos. Mesmo que os produtos vegetais medicinais sejam utilizados durante muito tempo, não haverá complicações. A este respeito, se frutas, bagas, legumes e verduras, que são presentes da natureza, forem utilizados no seu lugar, não só fornecem ao corpo humano nutrientes e substâncias vivificantes, como também são uma cura para uma série de doenças. lib também serve.

Em geral, as drogas químicas e sintéticas são consideradas como um fator de tratamento para certas doenças. Em particular, os efeitos do uso comercial de antibióticos, preparações hormonais, bem como medicamentos para o tratamento de doenças mentais, que são amplamente utilizados na prática do tratamento, não podem ser subestimados, listando os produtos à base de plantas que podem competir com eles. difícil No entanto, também existem plantas medicinais que podem substituir esses medicamentos até certo ponto. Só dão um resultado positivo na forma inicial e ligeira da doença.

MEDIDAS RELATIVAS AO ALARGAMENTO DO ÂMBITO DA INVESTIGAÇÃO CIENTÍFICA NO DOMÍNIO DA CULTURA E TRANSFORMAÇÃO DE PLANTAS MEDICINAIS E DO DESENVOLVIMENTO DA SUA CRIAÇÃO DE SEMENTES A decisão da RISIDA criou amplas oportunidades para a cultura de plantas medicinais no Usbequistão.

Atualmente, as condições criadas pelo nosso ilustre presidente, um amplo caminho para o empreendedorismo, bem como a redução dos direitos aduaneiros para as entidades empresariais de equipamentos e máquinas-ferramentas importadas de países estrangeiros ou a isenção de direitos aduaneiros nos campos e montanhas da nossa república Não é exagero dizer que foi uma grande oportunidade para cultivar e processar plantas medicinais no seu território. Nos últimos anos, a criação de departamentos de medicina popular com base em instituições médicas que operam na nossa república, a utilização de plantas medicinais na medicina popular, a atração de investimentos estrangeiros para a sua transformação, tudo isto é a saúde do nosso governo, do nosso honorável presidente, o futuro do nosso povo, o caminho para o desenvolvimento. é o trabalho que está a ser feito em Lida. Este livro descreve as propriedades curativas das plantas silvestres e das plantas silvestres cultivadas internamente no Uzbequistão. Também fornece informações sobre o papel dos produtos à base de plantas na prática da medicina popular e da medicina moderna. O livro também contém informações sobre como cada amostra de planta pode ser utilizada na prática dentária.

MUCOSA ORAL E DOENÇAS DENTÁRIAS

As doenças dentárias contam-se entre as doenças mais comuns. Tendo em conta que este livro se destina a um público alargado, considerámos admissível dar uma breve informação sobre estas doenças.

1- Cárie. (Fig. 1.) A cárie, conhecida como "a doença dos milhões", encontra-se em cerca de 95% da população mundial. Cárie é o termo latino para cárie, cárie ou cárie óssea. Neste caso, o tecido duro do dente é destruído e forma-se uma cavidade. A doença é uma doença crónica de longa duração. Em algumas pessoas, passa rapidamente e destrói rapidamente o dente.

2- Mais de 400 teorias foram avançadas por cientistas de todo o mundo sobre a origem da doença cárie. No entanto, três teorias principais são dignas de nota.

3- Um grupo de cientistas acredita que, sob a influência dos hidratos de carbono (hidratos de carbono) dos alimentos, dos seus resíduos, das enzimas da saliva e dos micróbios da cavidade oral, estes têm a capacidade de criar ácido que dissolve o esmalte dos dentes. Segundo os cientistas, esta é a primeira fase. Na segunda fase, aumenta o papel formador de ácido dos micróbios, que actuam forçosamente sobre o invólucro protetor aberto do esmalte dos dentes. De acordo com outra teoria, o aparecimento de cáries depende de processos gerais do organismo, incluindo perturbações do metabolismo ao nível da estrutura celular e da comunicação intercelular, perturbações da harmonia neuro-humoral, nutrição corporal, ingestão insuficiente de substâncias orgânicas (proteínas) e inorgânicas (microelementos), violação de reacções imunológicas, etc. De acordo com esta teoria, o esmalte dentário é um tecido vivo, pelo que o aparecimento de cáries está indissociavelmente ligado ao estado do corpo humano.

4- Outra razão para a ocorrência de cáries são muitos factores que afectam o corpo e o tecido dentário durante muito tempo.

5- é um conjunto de factores.

6- Figura 1. Cárie dentária,

7- 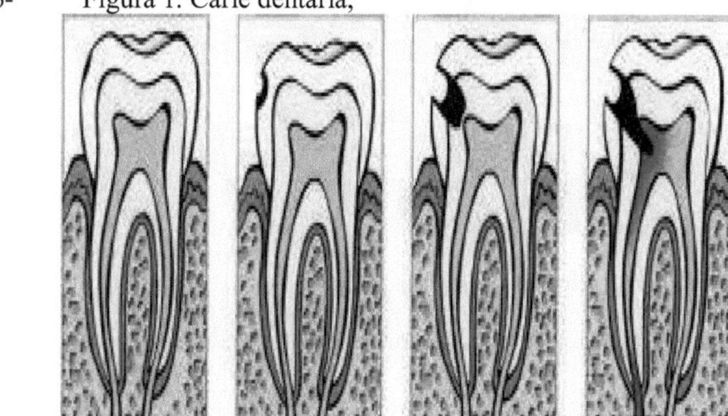

8- Púlpito. (Fig. 2) Esta doença é uma complicação da cárie. Na pulpite, o nervo e os vasos sanguíneos do dente são danificados, e a inflamação provoca dores fortes. Chama-se a isto pulpite aguda. A dor é súbita e pára rapidamente. A sua natureza e intensidade são diferentes. A dor estende-se a todo o maxilar, à têmpora, ao ouvido, etc.

9- A formação de pulpite é causada pela entrada de micróbios na polpa através dos canais dentinários. Estes envenenam e afectam constantemente o tecido pulpar. Para deixar a dor que surgiu, as pessoas utilizam frequentemente diferentes métodos de acordo com os seus conhecimentos. Por exemplo, enxaguam a boca com álcool e água de colónia, o que queima as membranas mucosas. Estes tratamentos provocam uma dor temporária.

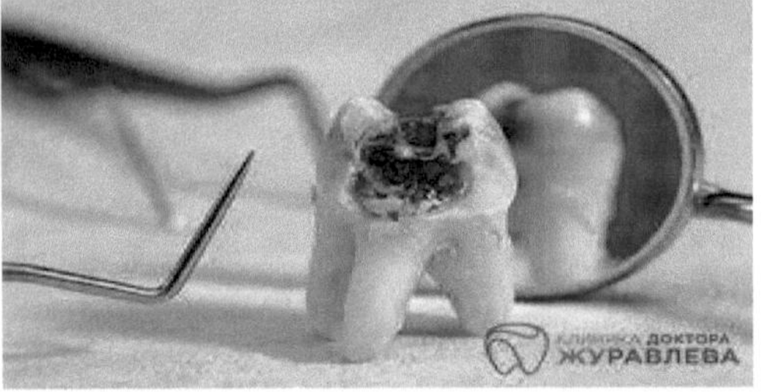

Figura 2: Periodontite. (Fig. 3) Esta doença é uma inflamação dos tecidos que rodeiam a raiz do dente. A doença é geralmente causada pela passagem de micróbios para o periodonto através do canal radicular do dente devido à falta de tratamento da polpa a tempo, lesões no periodonto ao morder alimentos duros, dentes que se partem ou se deslocam em resultado de um impacto, preparação incorrecta de próteses dentárias. Os doentes sentem dor nas gengivas, a dor é pior quando se pressiona o dente, por vezes quando se toca na língua. O

dente doente parece ter crescido. A gengiva à volta do dente doente incha e torna-se avermelhada. Nos casos em que já passou, o pus pode atravessar todo o osso e acumular-se sob o periósteo. O dente dói constantemente. Na maioria dos casos, o pulmão está inchado.

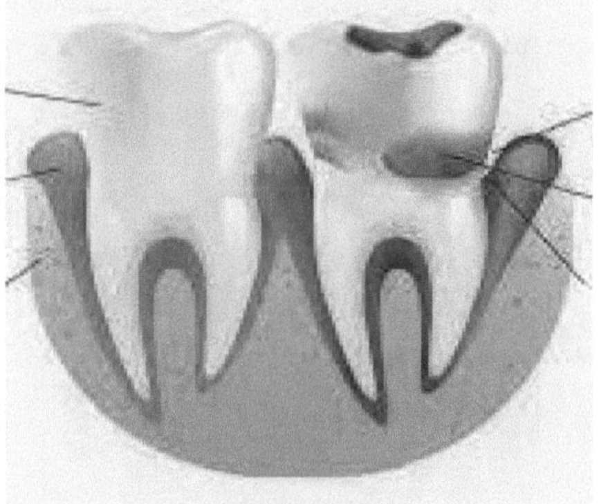

Figura 3.

inchaço da pálpebra ou da metade da face do lado do dente doente. A temperatura corporal sobe frequentemente para 37-38°. É necessário tomar medidas médicas imediatas.

Periostite da mandíbula. Fig. 4. Esta doença é um processo inflamatório agudo

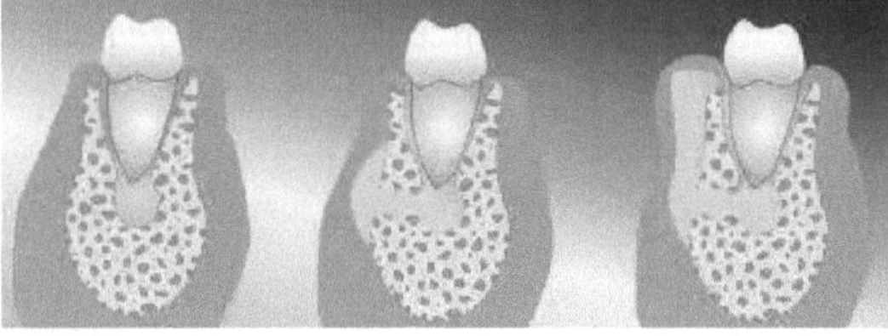

Figura 4

É frequentemente descrita como uma complicação da periodontite.

A doença começa com o inchaço das gengivas ao redor dos dentes e dos tecidos moles adjacentes aos ossos maxilares. Por vezes, a inflamação ocorre na camada da gengiva junto à raiz do dente, o que é popularmente designado por "casulo" (fluxo). Muitas vezes, o inchaço à volta do osso maxilar cresce rapidamente, a dor intensifica-se, o dente por vezes desloca-se, a temperatura corporal sobe para 38-39°C. Periodontose. (Fig. 5) O dente é uma doença crónica dos tecidos circundantes. Esta doença, muitas vezes insidiosa, dura muito tempo e provoca a deslocação dos dentes e, por vezes, a sua queda.

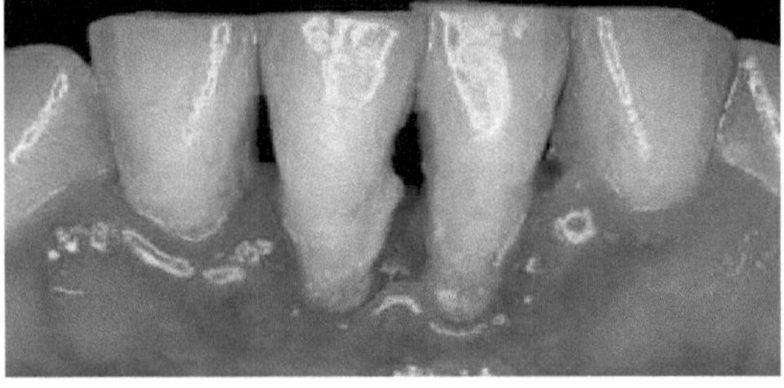

Figura 5

No início, a periodontose desenvolve-se de forma completamente despercebida. Por vezes, os doentes sentem comichão e dor nas gengivas, o colo do dente torna-se especialmente sensível. Depois, a sensibilidade dos dentes aumenta, dói quando se respira ar frio, dói quando se comem alimentos ácidos. Isto acontece quando a raiz do dente é exposta e as fibras nervosas do dente são afectadas. Um determinado grupo de dentes incha à volta. Alguns dentes doem ao comer alimentos duros; as gengivas ficam vermelhas, sangram e, quando pressionadas, sai pus do tecido pré-dentário. Devido ao apodrecimento dos resíduos alimentares entre os dentes e as bolsas dente-gengiva e à deterioração dos tecidos pré-dentários, a cavidade oral exala um mau cheiro. Em caso de recidiva, notam-se dentes cariados ou muito móveis na cavidade oral, observam-se casos de queda espontânea quase sem dor. Como resultado, os alimentos não são mastigados o suficiente, os micróbios que segregam substâncias tóxicas e entram no corpo a partir da cavidade oral acumulam-se nas áreas cariadas dos dentes. Como resultado, podem aparecer doenças gerais, especialmente nos órgãos de digestão, incluindo doenças gastrointestinais.

Gengivite. (Fig. 6) Esta é uma doença da camada mucosa da cavidade oral, inflamação das gengivas - no início

é formada pelo avermelhamento do rebordo da gengiva, ventosas interdentais. Se não consultar um especialista a tempo, a doença agrava-se, a vermelhidão aumenta, a mucosa das gengivas incha, as ventosas interdentais aumentam e, na maioria dos casos, cobrem a coroa do dente. As gengivas sangram quando os dentes são limpos e quando se come, e doem ao morder. A inflamação das gengivas é frequentemente acompanhada pela destruição de uma grande quantidade de tártaro por baixo e por cima das gengivas. Esta pedra danifica as gengivas, formam-se bolsas patológicas nas gengivas, o mau hálito sai da boca e os dentes movem-se.

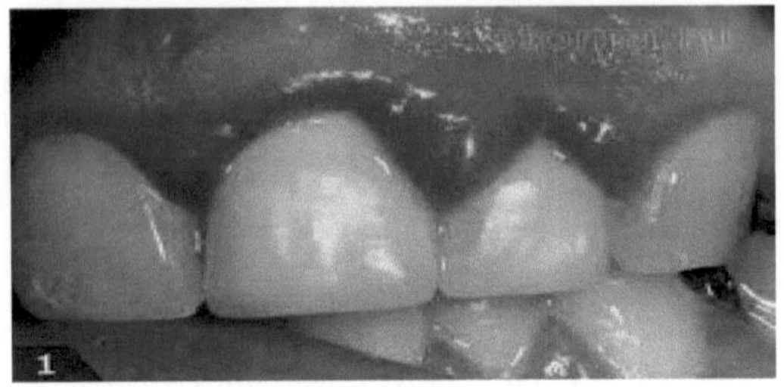

Figura 6

A gengivite crónica pode desenvolver-se quando o corpo de uma pessoa está cansado de medicamentos, quando o doente tem uma doença crónica. No início da doença, a membrana mucosa da cavidade oral apresenta uma tonalidade azulada. O doente fica rapidamente cansado e sonolento.

Estomatite. (Fig. 7) Trata-se de uma inflamação da membrana mucosa da cavidade oral. Observa-se em casos de aftose, feridas, danos causados por drogas e quando a membrana mucosa da cavidade oral é queimada por álcalis e ácidos. A estomatite pode ser uma doença separada e ser um sinal de outras doenças (sarampo, rubéola, gripe, doenças gastrointestinais).

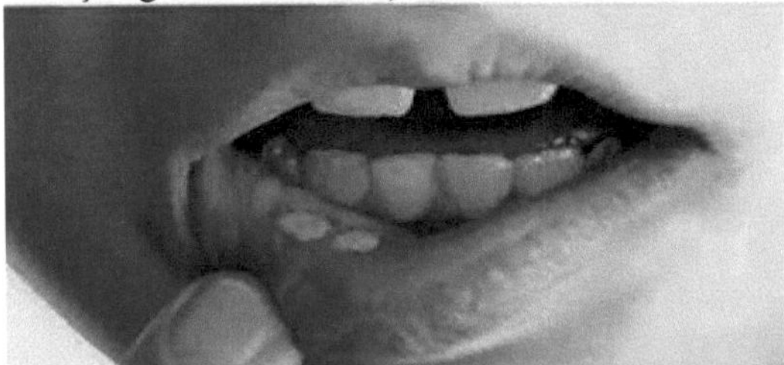

Figura 7

Em caso de estomatite aftosa, formam-se aftas (feridas) redondas de forma castanha na membrana mucosa do lábio, da língua, do palato e da língua, cobertas por um corrimento cinzento-amarelado ou vermelho-amarelado. Em medicina, distinguem-se a estomatite aftosa aguda e a estomatite aftosa crónica recidivante.

A estomatite aftosa aguda ocorre frequentemente em crianças com idades compreendidas entre 1 e 11 anos. No início, os afídeos são raros, mas depois o seu número aumenta. As aftas na ponta da língua, nos lados do arco da língua e nos lábios são muito dolorosas.

Na maioria dos casos, a estomatite aftosa é crónica. Nestes casos, as úlceras são raras e a dor não é percetível.

Existem tipos de estomatite relacionados com catarral, fungos induzidos por medicamentos, deficiência de vitaminas e lesões. Além disso, fumar e beber álcool forte, comer alimentos muito quentes ou frios pode causar estomatite.

Estomatite herpética. Esta doença pode ser causada por vírus. É popularmente designada por Uchuq ou Yassi Temiratki. Existe um tipo de estomatite herpética aguda e um tipo crónico recorrente. Na forma aguda, aparecem bolhas na membrana mucosa dos lábios e na pele adjacente a ela. A estomatite herpética crónica ocorre quando há focos de infeção nos órgãos de uma pessoa, quando o doente perde energia em consequência de uma lesão e noutros casos. A doença é frequentemente recidivante.

Glossalgia. (Fig. 8) Nesta doença da cavidade oral, uma ou duas partes da língua ficam doridas, como se um objeto afiado estivesse preso, e dói ao mastigar. O doente tem a sensação de que a língua está queimada. Esta condição é frequentemente agravada quando se come ou fala. Embora não haja alterações significativas na aparência da superfície da língua, pode notar-se uma vermelhidão significativa após uma inspeção mais atenta. Esta doença pode ser causada pelo sistema nervoso, doenças gastrointestinais, doenças vasculares e perturbações metabólicas.

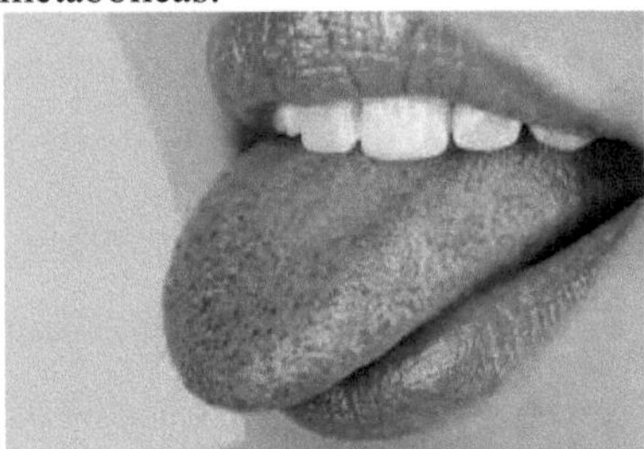

Figura 8

Glossite (Fig. 9) Esta é uma doença associada à inflamação da língua, a maior parte das quais pode ocorrer quando se tocam os bordos afiados do dente cariado, quando a prótese dentária é incorretamente preparada, quando a língua se queima. . Inchaço da língua, diminuição do sentido do paladar, dor desagradável na língua ao mastigar alimentos, falar são alguns dos sintomas da doença.

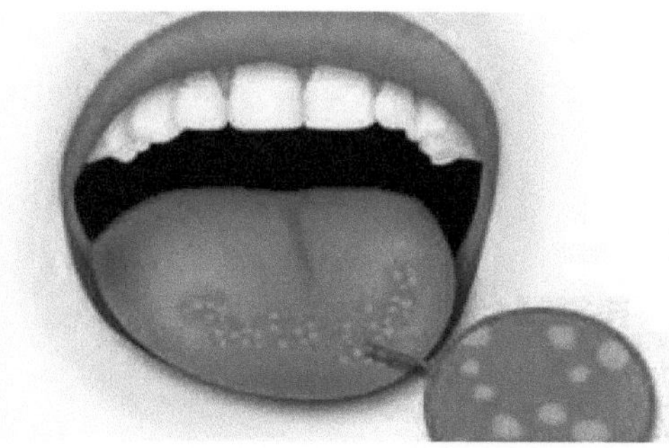

Figura 9

.

Leucoplasia. (Fig. 10) Esta doença é uma inflamação crónica da membrana mucosa da cavidade oral, que ocorre sobretudo em fumadores. Os factores activos do tabaco, bem como a temperatura elevada, têm um efeito negativo nas membranas mucosas da cavidade oral. Por sua vez, este ambiente medeia, em certa medida, a origem da leucoplasia. Esta doença pode não afetar o doente durante muito tempo. Com o passar do tempo, como resultado do congelamento da camada epitelial da mucosa oral, formam-se placas cinzentas e exsudativas. Por sua vez, estas são mais tarde visíveis na superfície interna do pulmão e na língua, estando ligeiramente elevadas acima da superfície da membrana mucosa. A leucoplasia, que durante anos foi indolor para o doente, pode aumentar e transformar-se numa úlcera com o passar do tempo.

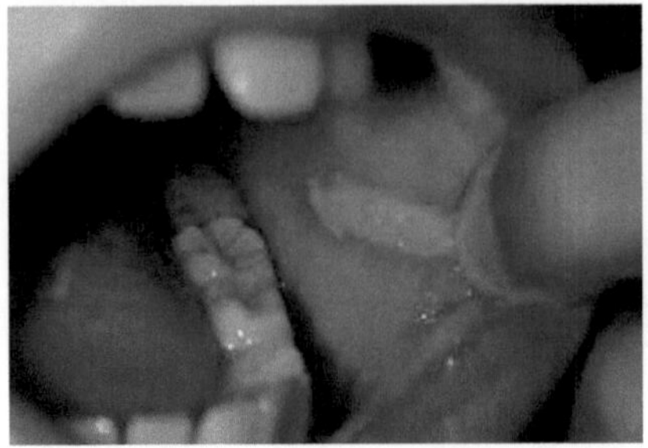

Figura 10

Mau hálito. Algumas pessoas têm mau hálito. O mau hálito é causado por várias causas locais (dependendo do estado da cavidade oral), órgãos do corpo e doenças do sistema.

Estomatite ulcerada e gangrenosa, dentes gangrenados, acumulação de cáries, cáries moles nos dentes, periodontose (tipo purulento) e negligência da boca, dentaduras mal ajustadas, dentes artificiais que não podem ser removidos à noite, separação de doenças crónicas das gengivas, alimentos como a acumulação de detritos nas dobras podem ser atribuídos a causas locais.

O mau hálito é causado por inflamação crónica do trato respiratório superior, gripe crónica, sinusite, esófago, doenças estomacais-intestinais e outros factores. Neste caso, o movimento insuficiente do conteúdo do estômago devido a uma estadia prolongada, doença hepática, diabetes, doenças do sangue e doenças renais podem, em certa medida, causar mau hálito. Nalguns casos, o mau hálito pode ocorrer devido à secura da cavidade oral em resultado da baixa secreção de saliva, bem como à perturbação do sistema nervoso.

Para prevenir as doenças dentárias acima mencionadas, bem como para tratar as doenças que ocorreram, para além dos medicamentos, este livro descreve vários tratamentos com produtos de plantas medicinais (decocções, infusões, tinturas, etc.).

Se todas as plantas medicinais que a natureza oferece forem utilizadas com empreendedorismo, será mais fácil livrar-se das doenças dentárias.

UTILIZAÇÃO DE PLANTAS MEDICINAIS EM MEDICINA DENTÁRIA.

A utilização de plantas como meio de tratamento é conhecida desde a antiguidade.

Os primeiros registos sobre plantas medicinais foram encontrados em fontes que remontam a 3000 a.C. Muitas plantas têm sido utilizadas no tratamento dos tecidos da cavidade oral e de doenças dentárias desde a antiguidade. Por exemplo, no Egipto, há mais de 4 mil anos, e na China, há 2,5 mil anos, as plantas medicinais eram utilizadas para tratar doenças das gengivas.

A utilização de plantas para fins curativos está intimamente relacionada com o desenvolvimento da humanidade. No que diz respeito à utilização de plantas e verduras como alimento nas pessoas, observaram que estas têm o poder de induzir o sono, parar o envenenamento, induzir o vómito e induzir a diarreia. Mais tarde, utilizaram-nas adequadamente para uma ou outra doença.

O engenho humano e a observação tornaram possível a utilização de plantas medicinais no seu lugar. Toda a gente sabe que o mundo natural alimenta, veste, limpa o ar, cria lugares saudáveis, protege o solo da erosão, retém a humidade, fornece temperatura, etc. Assim, quando se fala de plantas no mundo natural, uma das suas maravilhosas propriedades, as suas propriedades curativas, não pode ser esquecida. Nos últimos tempos, foram publicados vários livros, artigos, atlas, manuais metodológicos sobre a utilização de plantas medicinais na medicina. No entanto, apenas mencionam que algumas plantas medicinais são utilizadas no tratamento da dor de dentes.

Por conseguinte, a informação recolhida sobre a composição química de muitas plantas é utilizada para o estudo dos seus efeitos farmacológicos, tendo em conta a patogénese, a bioquímica e a patomorfologia da maioria das doenças dentárias e da cavidade oral, o que teria permitido a utilização de medicamentos preparados a partir de plantas na prática estomatológica.

A farmacologia moderna baseia-se em muitos programas de Abu Ali ibn Sina. 195 dos 396 tipos de plantas medicinais descritos na sua obra-prima "As Leis da Medicina" ainda são utilizados. 110 produtos à base de plantas recomendados por cientistas para muitas doenças são aprovados e incluídos na farmacologia.

Atualmente, foi determinado que os tipos de plantas existentes no nosso país têm propriedades curativas e 235 delas são amplamente utilizadas como medicamentos na medicina científica.

Cerca de 600 tipos de plantas no nosso país têm propriedades medicinais, e 50 delas são plantas medicinais aprovadas para utilização em medicina de acordo com a decisão do comité de farmacologia do Ministério da Saúde do Uzbequistão. Para além de aumentar a eficácia e a qualidade dos medicamentos que estão a ser preparados, o desenvolvimento da produção de medicamentos feitos a partir de matérias-primas naturais que não prejudicam a saúde humana é uma das tarefas importantes da nossa indústria farmacêutica. Atualmente, 40-47% dos medicamentos são fabricados a partir de matérias-primas vegetais.

Estes medicamentos têm uma série de vantagens em relação aos medicamentos produzidos por métodos químicos artificiais. Porque o conteúdo diferente de substâncias neles contidas não só melhora as propriedades curativas dos produtos, mas também aumenta a potência e a qualidade do efeito.

Estas plantas contêm ácidos orgânicos, óleos essenciais, oligoelementos, vitaminas, polissacáridos, amido, substâncias proteicas, ácidos gordos, sais minerais e, finalmente, substâncias biologicamente activas em grandes quantidades. Os seus rebentos, cascas, folhas, flores, sementes, frutos, sementes, raízes e caules são utilizados na produção de medicamentos.

A utilização de plantas medicinais depende do grau da doença, da sua localização, condição , tipo de plantas medicinais, efeito farmacológico e concentração. As gengivas e a membrana mucosa da cavidade oral têm boas propriedades de absorção, pelo que se recomenda gargarejar, colar plantas medicinais, colocá-las nas gengivas, instalar a bolsa de gengivas com medicamento (preenchida com a substância).

A lavagem da cavidade oral e o banho bucal também podem ser feitos em casa. Para este efeito, 25-30 ml de plantas medicinais. a cavidade oral é frequentemente gargarejada com uma decocção quente. O banho bucal dura em média 10-12 minutos. Para ter um bom efeito, este evento é repetido várias vezes ao dia. Recomenda-se enxaguar a cavidade bucal e tomar um banho em caso de doenças periodontais e das mucosas.

Muitas doenças da cavidade oral são causadas por constipações, processos distróficos e os seus efeitos combinados. Na estrutura da circulação sanguínea em pequenos vasos sanguíneos e em condições inflamatórias, os medicamentos preparados a partir de plantas medicinais mostram as suas propriedades de forma especialmente clara para o processo de metabolismo.

A inflamação dos tecidos periodontais e da membrana mucosa da cavidade oral é causada por várias razões, tais como lesões, queimaduras, radiação. Os factores microbianos desempenham um papel importante na origem da inflamação. Por isso, as plantas medicinais com propriedades antimicrobianas são utilizadas nestes casos. Existem muitos tipos de plantas medicinais utilizadas para este fim.

Os medicamentos antimicrobianos são recomendados em função da composição da microflora que provoca a inflamação.

Muitas plantas medicinais e seus produtos têm a capacidade de resistir à viabilidade de vários microorganismos (cocos, fungos, espiroquetas), a maioria dos quais tem um efeito seletivo sobre uma ou outra microflora causadora de doenças. Na predominância da infeção por cocos, ou seja, na gengivite crónica catarral, hipertrófica e outras doenças periodontais, é aconselhável utilizar fitopreparações que tenham efeito bactericida e bacteriostático sobre a mesma microflora.

Os produtos de camomila, ou seja, romazulan, infusões de eucalipto e cravo-da-índia, sumo de sorvete, solução alcoólica de salvina a 1%, etc., têm essas propriedades. São utilizados como banho de boca, enxaguamento e instilação.

Para além dos gargarejos caseiros, recomenda-se a realização de banhos orais ou de aplicação, tais como erva-doce, flores de calêndula e camomila, folhas de eucalipto, calêndula e azeda.

Estas substâncias medicinais são geralmente 5-6 g por 1 chávena de água fervida. Prepara-se a gaze (uma colher de sopa). Depois de repousar durante 1 hora, retira-se da gaze e é tratada com calor. As decocções ou tinturas preparadas não podem ser armazenadas num local fresco durante mais de 2 dias.

Nos últimos anos, o uso generalizado, muitas vezes descontrolado, de antibióticos, sulfonamidas e outros medicamentos antimicrobianos pela população aumentou a capacidade de muitos microrganismos causadores de doenças resistirem aos efeitos desses medicamentos. Por conseguinte, a utilização local de agentes antibacterianos sintéticos na periodontose, e especialmente em casos de descarga purulenta do saco periodontal, nem sempre dá o resultado positivo desejado. Em particular, os antibióticos que entram na secreção líquida do exsudado purulento são rapidamente envolvidos por ela e perdem o seu poder antimicrobiano. Ao mesmo tempo, as partículas de antibiótico misturadas com este exsudado absorvem as propriedades alergénicas do exsudado. Nestes casos, é conveniente utilizar substâncias vegetais medicinais que não tenham estas propriedades.

As substâncias vegetais medicinais que contêm clorofila e os seus produtos (clorofilipto, etc.) têm um efeito ativo sobre a microflora que causa várias doenças, especialmente os antibióticos. Para este efeito, as bolsas periodontais são cuidadosamente lavadas com uma solução aquosa de álcool a 1% de clorofila, sendo depois utilizada a sua solução oleosa a 2% para prolongar a eficácia do medicamento.

Muitas vezes, o processo inflamatório no periodonto é estimulado pela infeção por cocos, bem como por tricomonas, o que, por sua vez, leva a um longo curso de gengivite, apesar do uso de vários medicamentos antimicrobianos. Por conseguinte, em tais casos, os melhores resultados do tratamento podem ser alcançados com a utilização de

Trichopol (recomenda-se a ingestão de Trichopol 0,25 g três vezes por dia durante 7-10 dias). Para além disso,

Pode ser instilada localmente uma solução aquosa a 1 por cento. Além disso, a utilização de medicamentos à base de plantas dá bons resultados.

A lutenurina é um derivado da ninfia amarela. A sua vantagem sobre as drogas sintéticas é o facto de ser completamente inofensivo. Além disso, não tem um efeito nocivo na membrana mucosa da cavidade oral, está livre de micróbios que causam várias doenças.

A partir dos estudos microbiológicos realizados, sabe-se que mesmo uma solução de lutenurina na proporção de 1:10.000.000 tem a capacidade de parar o crescimento de estafilococos e estreptococos causadores de doenças.

O exsudado purulento das bolsas periodontais diminui após várias sessões sob a influência da lutenorina, os sintomas clínicos periodontais marginais de inflamação, comichão nas gengivas e odores desagradáveis desaparecem.

Neste sentido, as preparações de própolis também são dignas de nota. Atualmente, descobriu-se que uma série de doenças da mucosa da cavidade oral são causadas por vários vírus. Isto também é confirmado pelo efeito curativo da aplicação local de medicamentos antivirais artificiais (solução aquosa de interferão, oxalina a 0,25%, teurofeno a 0,5%, pomadas florais a 1%, etc.). No tratamento da estomatite aftosa aguda (herpética), da periodontite, o ustinato de sódio, a cola de resina de árvores coníferas, o gossipol, a cera de abelha e os medicamentos preparados a partir deles são amplamente utilizados. A vantagem das plantas medicinais tradicionais e dos medicamentos preparados a partir delas reside no facto de serem compatíveis entre si.

tem influência.

Por conseguinte, a utilização de várias preparações à base de plantas, sucessivamente ou ao mesmo tempo, alarga o âmbito do seu efeito curativo. Tendo isto em conta, é possível iniciar o efeito local na alteração do tecido periodontal com um tipo de substância medicinal e terminá-lo com outro tipo. Por exemplo, é possível enxaguar a boca com romazulan, tintura de eucalipto, calêndula, dalchoi, fazer banhos, aplicar ou instilar com salvin chlorophyllipt, ustinate sodium.

As plantas medicinais podem ser usadas na forma de óleo ou pomada, bem como soluções aquosas e alcoólicas. Quando essas preparações à base de plantas são aplicadas nas gengivas e gengivas com uma bandagem protetora, elas eliminam rapidamente a inflamação nos tecidos moles do periodonto, suprimem a atividade vital da microflora, reduzem a permeabilidade capilar e melhoram os processos de microcirculação.

A partir de plantas medicinais, são misturados com óleos vegetais, sementes, pêssegos e azeitonas.

Uma mistura de 10 vezes de soluções alcoólicas de novoimanina, salvina e ustinato de sódio, tomadas na mesma quantidade que o sésamo canna, tem propriedades antibacterianas, anti-inflamatórias e restauradoras de tecidos. A utilização simultânea de várias preparações à base de plantas é especialmente eficaz quando as doenças crónicas (periodontite, estomatite aftosa hipertrófica recidivante, etc.) são agravadas.

Nos últimos anos, na prática da periodontologia, juntamente com vários medicamentos, têm sido utilizadas membranas de colagénio feitas de várias plantas. O aspeto positivo destas membranas é que têm a capacidade de resistir aos micróbios durante muito tempo. Como resultado, as membranas de colagénio permanecem nas bolsas periodontais durante várias horas, o que, por sua vez, aumenta o efeito dos medicamentos nelas contidos.

As fitopreparações (medicamentos feitos a partir de plantas medicinais) também são muito utilizadas na endodontia, onde as suas propriedades antimicrobianas são utilizadas para neutralizar os micróbios nos canais radiculares. Entre os medicamentos prontos, podem ser utilizados romazulan, solução de ustinato de sódio a 1%, novoimanina, salvina, clorofila, tintura de calêndula, eucalipto, etc. Para reduzir o efeito nocivo do álcool nos tecidos periodontais à volta da raiz, antes de utilizar estes medicamentos, estes são misturados com água destilada numa proporção de 1:4 e lavados até o canal radicular estar limpo.

Se o canal estiver altamente contaminado com micróbios (em inflamação purulenta aguda, crónica gangrenosa da polpa, periodontite aguda e crónica da extremidade da raiz), recomenda-se a utilização de vários medicamentos diferentes. Uma mistura de várias fitopreparações é embebida em algodão e os dentes que não podem suportar a hermeticidade durante 2-3 dias estão no canal radicular. é deixado.

Os medicamentos anti-inflamatórios são utilizados nas doenças periodontais e da mucosa oral. Os casos inflamatórios manifestam-se por sangramento das gengivas, inchaço, dor , por vezes com erosão do tecido epitelial. Por conseguinte, ao escolher as preparações à base de plantas, é necessário ter em conta o seu efeito curativo sobre um ou outro sintoma inflamatório. Quando as gengivas sangram, são utilizadas decocções de plantas medicinais com efeito hemostático (para parar o sangue). As substâncias vegetais adstringentes, adstringentes e branqueadoras de dentes também dão bons resultados na paragem do sangue. Estreitam os pequenos vasos, engrossam os tecidos e evitam o inchaço.

A membrana mucosa da cavidade oral é normalmente absorvente. No entanto, quando a mucosa está inchada e inflamada, a sua capacidade de absorção diminui. Nestes casos, os tecidos inchados são desidratados antes de se aplicarem decocções de plantas medicinais, solução hipertónica de cloreto de sódio, bem como pastas de dentes "Pomorin", "Fitopomorin", "Balsam", "Mery" contendo sal. . São esfregados nas gengivas durante 10-12 minutos.

Um dos sintomas da inflamação da cavidade oral é a dor intensa. Por isso, em muitos casos, são utilizadas preparações à base de plantas com a propriedade de parar a dor - hortelã, eucalipto, alfazema, citral, togjambil (tomilho), etc. Contêm óleos essenciais anestésicos locais ligeiros. Fitosilin ingolipt, legrazol, aerossóis também têm propriedades analgésicas. Além destes, as decocções de plantas com cola e substâncias encapsulantes são uma solução coloidal para reduzir a dor e servir de revestimento protetor da zona afetada da membrana mucosa.

As decocções de plantas medicinais são utilizadas para o tratamento caseiro. Normalmente, quando a cavidade oral está inflamada, pode aparecer um cheiro desagradável. Neste caso, recomenda-se a utilização de romazulan feito de plantas desodorizantes, medicamentos feitos de menta, eucalipto, própolis, fitosilina, raiz de bardana, bem como elixires dentários - "Lesnoy", "Lugovoy", "Eucalyptus", etc.

Os medicamentos preparados a partir de plantas medicinais são utilizados para tratar doenças dentárias e doenças da membrana mucosa da cavidade oral. O seu efeito geral depende, naturalmente, do estado geral do organismo e do estado de outros órgãos para além da boca. Se surgirem sintomas de intoxicação geral, como o aumento da temperatura corporal, dores de cabeça, falta de energia, etc., utilizam-se medicamentos à base de plantas medicinais para fazer suar o doente. As mesmas plantas medicinais são também recomendadas para o galvanismo na boca. Estas plantas medicinais garantem uma eliminação mais rápida dos sais de metais pesados do organismo após a eliminação da causa do galvanismo.

Nestes casos, o consumo prolongado de plantas diuréticas (em pacientes com doença renal) pode perturbar a função renal. Estas plantas têm um efeito negativo na nefrose e na nefrite. Por isso, é preferível consultar especialistas antes de recomendar medicamentos diuréticos.

Na maioria dos casos, as doenças periodontais e da mucosa oral são causadas por doenças internas. Várias vitaminas são de grande importância na prevenção de várias doenças dentárias e da cavidade oral. As vitaminas estão naturalmente presentes nas plantas em proporções óptimas, são compatíveis entre si e não têm efeitos negativos.

Os tecidos duros e moles da cavidade oral são mais sensíveis à falta de vitamina C, que provoca cáries, gengivite e outras doenças. Nestes casos, recomenda-se a decocção de namatak. Contém 1500-1800 mg de vitamina C.

O medicamento preparado a partir do namatak é consumido sob a forma de uma tintura aquosa. Para este efeito, esmaga-se 50 g de namatak, coloca-se num recipiente de vidro, deita-se 1 litro de água a ferver e deixa-se repousar durante 15 minutos. Depois disso, repousa durante 6-7 horas.

É muito útil utilizar as tinturas de Namatak no outono e na primavera. As substâncias biologicamente activas importantes para o corpo humano estão presentes na groselha preta e no chetan-rubarbo comum, especialmente a vitamina C em grandes quantidades. Bem cozinhadas. As groselhas e as frutas são colhidas e primeiro secas, e depois secas a 50-60 ° C. Durante a secagem, os frutos são agitados. A temperatura não deve ser superior a 50-60 ° C, caso contrário as vitaminas contidas nela perderão suas propriedades benéficas. Depois disso, uma colher de sopa de groselha preta ou fruta chetan é adicionada a um copo de água. Manter num local quente durante duas horas, beber 1-2 chávenas de sumo através de gaze 3-4 vezes por dia. Também é possível beber duas ou três plantas medicinais preparadas da mesma forma. Por exemplo, pode beber namatak e karakat misturados em proporções iguais. O namatak é simples

também pode ser misturado com frutos de chetan. Recomenda-se a ingestão de folhas de urtiga (3.0 partes) juntamente com chetan comum (7.0 partes).

É melhor guardar as decocções e tinturas numa sala fria. Se forem consumidas quentes, são digeridas rapidamente. Não é recomendável aquecer as decocções e tinturas ao lume, caso contrário as suas propriedades curativas perder-se-ão.

As folhas jovens das agulhas de pinheiro são as mais ricas em vitamina C. São colhidas no final do outono ou no início da primavera, bem lavadas em água fria e cortadas em pequenos pedaços. Pegue em 4 chávenas de agulhas de pinheiro esmagadas, misture com meio litro de água fervida e deixe arrefecer até à temperatura ambiente. Depois disso, adicione 2 colheres de chá de vinagre. Guarda-se num local escuro durante 3 dias, após os quais se filtra e bebe-se 50 ml 4 vezes por dia. .'

Nas doenças dentárias, como a gengivite crónica e a periodontite, a vitamina C nos tecidos é muito reduzida. Por isso, é aconselhável consumir essas infusões feitas de plantas medicinais ricas em vitaminas durante muito tempo, mesmo durante vários meses.

Entre outras vitaminas, a vitamina R também é muito importante, a sua deficiência pode levar a doenças dos órgãos da cavidade oral. A vitamina R é considerada um sinergista (mesma categoria) da vitamina C. Portanto, o seu uso combinado normaliza a permeabilidade das paredes dos vasos capilares. O chetan comum é comum no trigo sarraceno e abundante na groselha preta. A rutina é especialmente abundante no chá verde, pelo que não deixa de ser benéfico consumir infusões de chá numa proporção de 1:4 com decocções de calêndula ou decocções de outras plantas ricas em vitaminas.

As plantas medicinais não só têm propriedades curativas, como também são consideradas um produto importante na preparação de medicamentos. Por exemplo, a fitina é obtida a partir do arroz e de plantas crucíferas. É considerada uma preparação complexa de fósforo orgânico. É uma mistura de sais de cálcio e magnésio de ácido ino-site-fosfórico de abelha.

Devido à abundância de elementos minerais no fitin, tem um bom efeito na condição dos órgãos da cavidade oral, em particular nos tecidos duros dos dentes, e aumenta a sua resistência à cárie. Normalmente, a dose é de 0,25-0,5 g durante 1,5-2 meses. Recomenda-se a ingestão de 3 refeições por dia. A utilização de Fentin tem as suas próprias características, tal como outras preparações com um componente mineral (glicerofosfato, gluconato de cálcio calcinado, etc.).

O medicamento em pó ou comprimido é mantido na cavidade oral até se dissolver completamente, neste caso está em alta concentração na saliva e afecta diretamente os tecidos do esmalte. Como resultado, a estrutura mineral destes tecidos é reforçada e a cárie é prevenida.

Os microelementos - flúor, ferro, manganês, cobre, prata, etc. - desempenham um papel importante na prevenção das doenças dentárias. Servem como catalisadores biológicos em todos os processos metabólicos. O melhor resultado é alcançado quando os microelementos são introduzidos no organismo de crianças e adultos juntamente com os alimentos.

A couve-mar é rica em oligoelementos. Ele

Durante 1-2 meses, de seis em seis meses, consome-se 0,5 g retirado de uma farmácia ou 1 colher de chá de comida enlatada. Microelementos, especialmente quando utilizados em conjunto com fitin (1-2 comprimidos por dia

2-3 vezes) é possível salvar os dentes das cáries. Desta forma, o corpo torna-se saudável e aumenta a sua capacidade de resistir a várias doenças. Por isso, recomenda-se comer couve marinha no outono e no início da primavera, quando as propriedades químicas do corpo estão reduzidas, juntamente com outras preparações que contenham minerais.

A utilização de pastas de dentes e elixires preparados com a ajuda de plantas medicinais tem um lugar especial na implementação de medidas preventivas. Em "Les¬naya", "Novinka", "Extra" e outros

(Fig. 11) contém substâncias biologicamente activas, tais como clorofila, caroteno, vitamina C, K, tocoferol. Isto, por sua vez, confere a estas pastas de dentes propriedades preventivas e terapêuticas, tem um bom efeito no tecido gengival, reduz o processo inflamatório no periodonto, elimina a hemorragia gengival e melhora a cicatrização da membrana mucosa da cavidade oral. Para além disso, estas pastas têm boas propriedades de limpeza e desodorização (Fig. 11).

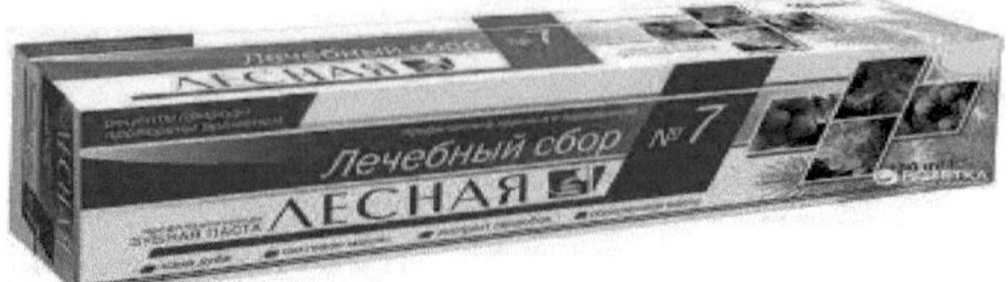

Figura 11

A pasta de dentes de camomila baseia-se numa solução aquosa de álcool de camomila e sedum. Esta solução contém azuleno, aligenina, colina, ascorbina. Há ácido nicotínico, glicosídeos e outros. O azuleno tem um efeito anti-inflamatório e, ao mesmo tempo, previne reacções alérgicas. A aligenina melhora a circulação sanguínea nos tecidos periodontais. A pasta de dentes "camomila" tem um efeito anti-inflamatório, anti-sético e de limpeza.

.

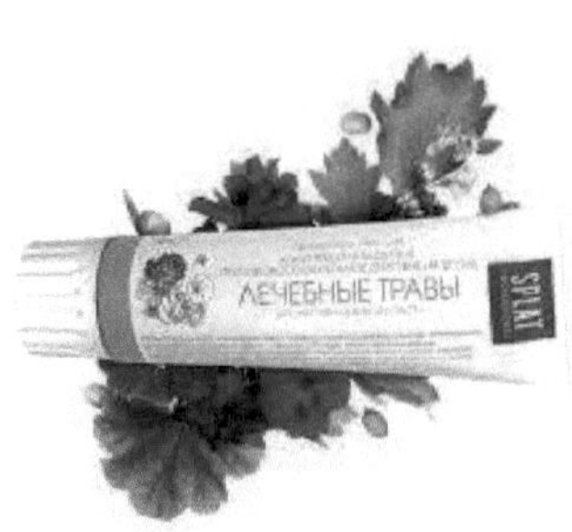

Figura 12.

As pastas de dentes "Azulena", "Azulenova" e "Biodent" produzidas no estrangeiro também contêm azuleno.

A pasta de dentes "Ayra" contém raiz de funcho, raiz de bardana e grãos de pimenta. A azarona, os terpenos, os óleos essenciais, bem como uma substância amarga - a acorina - são as principais substâncias biologicamente activas na sua composição. A "Ayra" tem um efeito anti-inflamatório e anti-sético. Contém grãos de pimenta e camomila (Fig. 13)

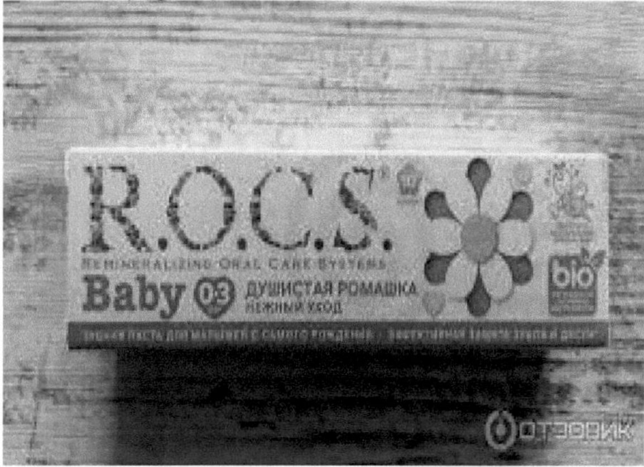

Figura 13

A pasta "Buratino" com ingredientes é semelhante à "Ayra".

A pasta de dentes "Novaya" é baseada na tintura de casca de ácer e contém compostos de pectina de quercetina. Tem um efeito anti-inflamatório, hemostático e anti-inflamatório.

A pasta de dentes "Severnaya" contém uma solução aquosa de folhas de mirtilo e tintura de zubturum. As folhas de amora contêm 18-20% de vitaminas C, V, glicosídeos e outros ingredientes activos. existem compostos. Por isso, têm propriedades anti-inflamatórias e hemostáticas. Aumenta a regeneração, aumenta o metabolismo nos tecidos periodontais.

A pasta de dentes "Sputnik" é composta por extrato bioativo de espinafres e tintura hidroalcoólica de eucalipto. O extrato de espinafres contém uma grande quantidade de vitaminas C e R, clorofila. A tintura de eucalipto contém óleos essenciais, substâncias adstringentes, pinenol, pineno . Ambos têm propriedades anti-fúngicas e anti-bacterianas. Por conseguinte, esta pasta é amplamente utilizada no tratamento global de doenças dentárias e para fins preventivos.

A pasta de dentes "Leningradskaya" contém uma grande quantidade de extrato de água-álcool feito de folhas de salsa e aipo. A vitamina C, R" V, a clorofila e os microelementos são particularmente abundantes na pasta. Uma substância especial é adicionada à pasta para remover o tártaro dos dentes. A pasta melhora o metabolismo dos tecidos, reduz a inflamação.

Os elixires dentários são amplamente utilizados não só como meio de limpeza diária da cavidade oral, mas também no tratamento complexo de doenças dentárias.

O dentífrico "Lesnaya" contém clorofila de coníferas, extrato de caroteno, tem propriedades anti-inflamatórias, de estancamento do sangue e de eliminação de odores.

O elixir "Lugovoy" contém um extrato de 5% de quarenta articulações, que possui propriedades anti-sépticas, hemostáticas e regenerativas. O elixir "Zdorove" tem um efeito antimicrobiano e envolvente pronunciado. (Fig. 14)

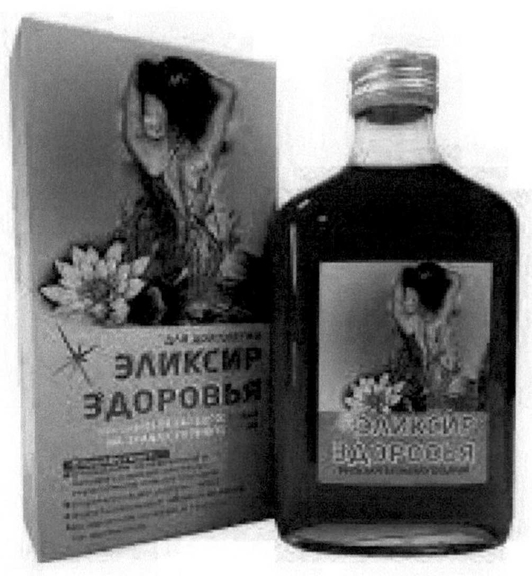

Figura 14

O elixir "Eucalipto" contém uma tintura feita de chá do campo, eucalipto e botões de pinheiro. Ao mesmo tempo, é anti-inflamatório, anti-microbiano, tem um efeito desagradável de alívio do odor e da dor.

Bioelixir contém própolis, que também melhora a regeneração. Os elixires acima mencionados são amplamente utilizados no tratamento de doenças dentárias.

Para efeitos de tratamento com elixir dentário, podem ser utilizadas 30-40 gotas num copo de água morna para enxaguar a boca ou tomar um banho. A temperatura da água não deve exceder os 40-45°. A lavagem da boca deve durar 2-3 minutos. Para fins higiénicos, 15-20 gotas são adicionadas a um copo de água e gargarejadas. Para limpar a cavidade oral, utilizar 40-60 gotas de uma solução alcoólica de eucalipto, calêndula (figura 15) (salva, camomila, calêndula) e eucalipto num copo de água.

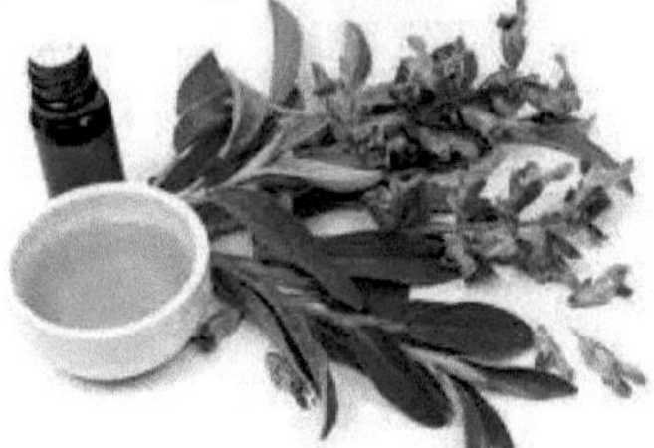

Figura 15

Óleo de eucalipto ou mavrak, 10 gotas num copo de água e agitado. Rotokan, Salvin e Karotolin são muito utilizados sob a forma de medicamentos.

O Rotokan (Fig. 16) é um líquido castanho-escuro com um odor específico, constituído por uma solução líquida de camomila, calêndula e calêndula. O Rotokan tem um efeito anti-inflamatório e melhora a regeneração da membrana mucosa. Além disso, tem uma caraterística de paragem da mina. Por conseguinte, é recomendado quando a membrana mucosa da cavidade oral está inflamada (estomatite, gengivoestomatite, periodontite, etc.). É colocado num saco de goma durante 20 minutos. O tratamento é repetido 4-6 vezes por dia ou em dias alternados. No caso de doenças da membrana mucosa, é efectuada uma aplicação ou um banho. A aplicação dura 15-20 minutos, o banho é efectuado 2-3 vezes por dia durante 1-2 minutos durante 2-5 dias.

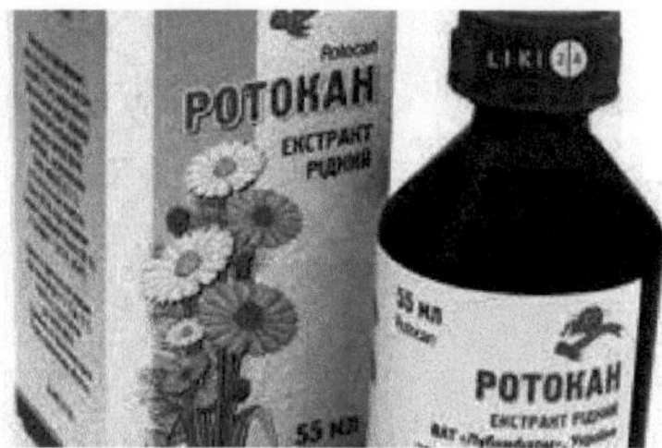

Figura 15

A "Salvina" é um produto obtido a partir da planta medicinal e é um líquido amarelo claro ou castanho avermelhado. Tem um cheiro único e um sabor amargo. É solúvel em álcool e insolúvel em água.

O Salvin tem um efeito anti-inflamatório e anti-microbiano. Por conseguinte, pode ser utilizada em doenças crónicas (gengivite catarral e ulcerosa, estomatite, feridas, abcessos, periodontite, periodontite crónica). São utilizadas soluções aquosas de salvina a 0,1 0,25%. Para preparar a solução, uma solução alcoólica de salvina a

1% é diluída em 4-5 vezes água destilada e aplicada ou gargarejada, embebida num cotonete, nos canais dentários e nas bolsas periodontais. Duração do tratamento: 2-10 vezes em 1-2 dias. A salvina é diluída antes da utilização e imediatamente diluída. A salvina diluída em água e álcool não pode ser armazenada durante muito tempo.

A carotolina é um produto obtido a partir de nemátodos e tem um efeito anti-inflamatório. Por conseguinte, pode ser utilizado em úlceras tróficas, herpes labial (eczema) e doenças ligeiras. Nas úlceras da mucosa oral e

no caso de feridas em cavidades cutâneas, embebe-se gaze ou algodão na zona afetada durante 10-15 minutos, durante 3-7 dias

A duração do tratamento é de 3 a 7 dias.

Cáries e suas complicações - pulpite e periodontite, bem como plantas medicinais em periodontologia prática e doenças da mucosa oral - foram estudadas no departamento de odontologia e otorrinolaringologia da filial de Urganch da Academia Médica de Tashkent, bem como na clínica dentária "Biodent". Foram testados na experiência vários medicamentos preparados à base de: sumo de kalanchoe, zubturum, aloé, solução a 1% de Novoimani, rotokan, clorofila, solução de juglon, eucalipto, solução de aloé, óleo de namatak, stomatofort, dentashan, stomadium, etc.

As seguintes plantas medicinais são utilizadas no tratamento da cárie e das suas complicações:

1. Tratamento da inflamação da polpa na primeira consulta: após a anestesia, as gengivas são lavadas com uma mistura anti-séptica (por exemplo, com uma decocção de urtiga), após amputação e extirpação, aplica-se algodão embebido em extrato de urtiga 2-3 vezes durante 1 minuto para parar a hemorragia. Depois disso, o canal radicular é seco e preenchido com uma pasta constituída por óleo de cravinho e óxido de zinco.

Quando a polpa gangrenada está inflamada, o uso de tintura de eucalipto dá um bom resultado. (Fig. 16) Porque o eucalipto tem um efeito anti-inflamatório, analgésico e anti-apodrecimento. O tecido mole na cavidade dentária é embebido com tintura de eucalipto, embebido em algodão e lavado 2-3 vezes. Depois disso, o algodão embebido em eucalipto é deixado durante um dia num poço de tpsh.

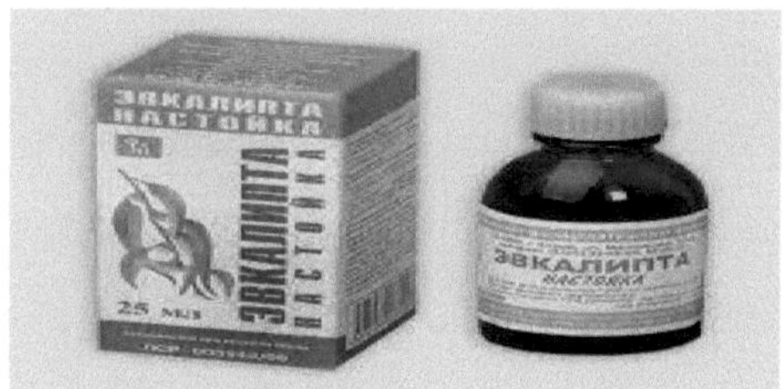

Figura 16

Na visita seguinte, se o cheiro a podre na cavidade do dente tiver desaparecido, o canal radicular será preenchido com pasta e será colocada uma obturação permanente na cavidade do dente.

Os medicamentos feitos a partir de plantas medicinais são amplamente utilizados em várias inflamações periodontais. Em caso de periodontite aguda, o canal é tratado com uma mistura a 1% de novoimanina e óleo de cominho e, em seguida, um cotonete embebido nesta mistura é deixado durante 1-2 dias. Durante esta consulta, podem também ser prescritos tratamentos de fisioterapia (fluctorização, correntes de micro-ondas). A duração do tratamento é de 10 minutos. Na segunda visita, o canal é preenchido com antibióticos e enzimas até o canal do dente ficar limpo, o cotonete embebido na mistura é deixado no canal durante 24-48 horas. Depois de eliminada a inflamação, é colocada uma obturação permanente no dente.

A inflamação periodontal crónica serve frequentemente de depósito de antigénios e de fonte de sensibilização do organismo. Isto leva a doenças gerais do corpo. Por isso, é necessário limpar cuidadosamente os canais dentários. Os medicamentos feitos a partir de plantas medicinais com propriedades anti-sépticas e regenerativas são recomendados para o tratamento dos canais, incluindo manjericão, cebola, noz, cravinho, eucalipto e sumo de kalanchoe. Os canais dentários e as cavidades são lavados com estas drogas medicinais, ou um cotonete embebido nesta droga é deixado durante 2-3 minutos. Depois disso, a cavidade é tratada mecanicamente e o canal dentário é limpo e preenchido com uma pasta contendo óleo vegetal.

No tratamento de doenças dentárias, o primeiro passo é tratar a cavidade oral com um anti-sético. Neste caso, é necessário enxaguar e lavar bem a cavidade oral com substâncias anti-sépticas. Como resultado, os micróbios na boca são reduzidos, o processo inflamatório abranda, os dentes e a membrana mucosa são limpos de todos os tipos de manchas, a probabilidade de entrada de micróbios tóxicos na bolsa de gengiva e no sangue é reduzida e a circulação sanguínea e o metabolismo nos tecidos são melhorados. Para enxaguar a boca, utilizam-se soluções aquosas preparadas a partir de preparações de flores de camomila, koshtirna, mavrak e eucalipto.

Formas farmacêuticas: rotokan, romazulan, tintura xaroposa de koshtyrnok, salvina, solução a 1% de mavrak em xarope, tintura e óleo de eucalipto, solução a 1% de clorofila.

Uma solução de própolis a 4% numa proporção de 1:1 com glicerina e uma mistura de própolis a 3% em vaselina podem ser utilizadas para aliviar a dor em doenças dentárias. Cavidade mucosa da boca

para deixar as dores traumáticas no chão (bordas de enchimento, "rectas, próteses dentárias inseridas, bordas afiadas de pedras de tártaro) após a eliminação das causas desta dor, são utilizados medicamentos florais medicinais.

Durante o tratamento de doenças periodontais, para abrandar a formação de tártaro entre os tratamentos, bebe-se uma decocção de quarenta articulações 1/4 de chávena 3 vezes por dia durante 15-20 dias. Além disso, recomenda-se ao paciente a seiva de bétula branca, decocções feitas a partir de botões de bétula branca, folhas e ramos jovens. Estas decocções são bebidas 5-6 vezes por dia com o estômago vazio. A formação de tártaro também é reduzida quando se bebe uma decocção feita a partir da raiz da cavalinha e da casca do feijão em quantidades iguais (1 colher de sopa da mistura é misturada com 1 chávena de água a ferver e deixada a repousar durante 12 horas e é bebida 2-3 colheres de sopa por dia).

TRATAMENTO ANTI-INFLAMATÓRIO LOCAL

Os medicamentos preparados a partir de plantas têm um efeito muito ativo nos tecidos periodontais, melhoram os processos de regeneração, têm propriedades anti-inflamatórias, anti-microbianas, hemostáticas e anti-intoxicação. Dente-de-leão, eucalipto, própolis, calêndula, kalanchoe, flor de camomila, zubturum, os medicamentos têm um efeito anti-inflamatório ativo. É possível gargarejar, lavar, aplicar, irrigar, inalar, instalar com medicamentos feitos a partir destas plantas. Para parar a hemorragia do leite, são utilizados medicamentos à base de plantas que estancam o sangue, tais como shirchiy, ghozpanja, raiz de zangvizorba e bozubang, bangidevona - lagochnlus.

Os fármacos com efeito citostático são utilizados para abrandar os processos de proliferação nos tecidos periodontais; o romazulan, (Fig. 17) e o extrato de chachnbefungin estão entre estes fármacos.

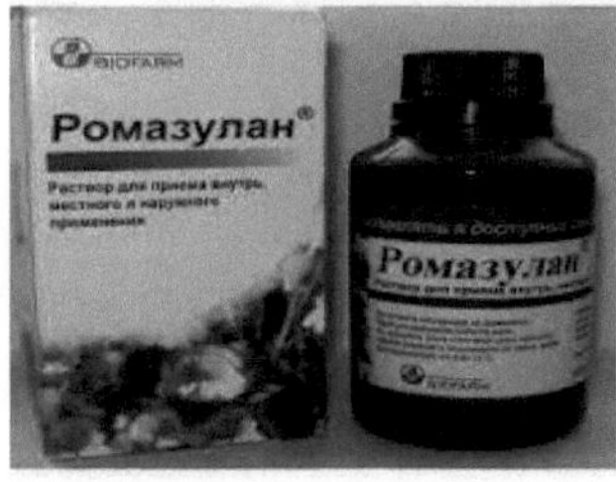

Figura 17

O medicamento Colchamine é utilizado quando aparecem tumores nos tecidos do leite. O medicamento tem um efeito antibiótico, é um veneno carioplástico e abranda os processos de crescimento das células dos tecidos. É utilizada uma pomada de colchamina a 0,5%. No momento da utilização, é necessário separar cuidadosamente a camada mucosa para que a colchamina não toque nos tecidos circundantes.

O herbodonte e a marazlavina estão incluídos no grupo de medicamentos com um efeito misto. Estes medicamentos têm um efeito anti-inflamatório, antissético, oral, anti-inflamatório e esclerótico. Estas substâncias. como consistem numa mistura de várias preparações feitas a partir de plantas, as instruções para a sua utilização são muito amplas.

Herbodont é um extrato alcoólico-etéreo de dalchoy, zubturum, bojmadaran e erva gazanda, que possui propriedades anti-inflamatórias, hemostáticas, vasoconstritoras e antimicrobianas. 200 ml para 1 colher de sopa de substância medicinal para elixir bucal. misturado com água. Após o tratamento, a superfície das gengivas é coberta com pasta de dentina dissolvida em herbodont.

O Marazlavin é uma decocção de arminho, botões de cravinho, pimenta preta e plantas sedum em vinagre de vinho de uva. Tem propriedades anti-inflamatórias, descongestionantes, escleróticas, anti-tumorais, melhora a formação da membrana da córnea no epitélio, não tem efeitos negativos e complicações nos tecidos saudáveis. Para lavar o leite, gargarejar, instilar, aplicar, quantidades iguais da casca do carvalho castanho, dalchoy, repolho do mar, bojmadaran , zubturum, namatak, camomila e plantas de manjerona. tintura preparada a partir dele é usada. Adiciona-se 200 ml de água a ferver a 1 colher de sopa da mistura.

Pique a mistura feita a partir das mesmas plantas, adicione-a ao óleo de milho para fazer fitopasta, 15-20 g por 1/2 colher de sopa da mistura. É possível preparar fitoparafina adicionando parafina derretida, 1/2 da coroa do dente é aplicada à gengiva seca com fitoparafina

tapa-se e deixa-se repousar durante 1 dia.

Para aplicar uma ligadura de plantas medicinais no leite, utilizam-se as seguintes preparações: cravinho, milho, linho, chakanda, sésamo, caroço de pêssego, caroço de alperce, óleo de nematok, solução oleosa a 30% de acetato de tocoferol. .

PREPARAÇÃO, SECAGEM E CONSERVAÇÃO DOS MEDICAMENTOS.

Os produtos à base de plantas medicinais podem ser comprados já prontos nas farmácias, bem como em lojas especializadas em plantas medicinais. As pessoas que conhecem bem a natureza destas plantas medicinais e sabem distingui-las claramente de outros tipos de plantas podem preparar elas próprias produtos a partir destas plantas.

Independentemente da planta de que são feitas as amostras de medicamentos, todos devem tratar o mundo da flora com respeito, cuidar dele e encará-lo do ponto de vista da proteção. Não devem ser permitidas situações desagradáveis como plantar, cortar plantas medicinais, colher frutos ferindo a árvore, descascar a casca. É absolutamente necessário não utilizar amostras de plantas raras e únicas como produtos medicinais.

Os medicamentos são recolhidos pela seguinte ordem:

Os rebentos são geralmente produzidos no início da primavera, quando estão apenas a brotar.

As flores e os ramos de flores são recolhidos no momento da floração da planta ou durante o processo de floração.

Quando as folhas tomam a forma de folíolos, é preferível colhê-las antes da floração.

As ervas são geralmente colhidas antes de a planta florescer ou quando o junco está em flor.

Os frutos são colhidos quando estão completamente maduros, e as bagas (frutos sumarentos) um pouco mais cedo.

As vagens são geralmente colhidas no início da primavera, quando as vagens são facilmente separadas do núcleo. Para o efeito, os caules jovens ou os ramos aparados são cortados em anéis até 50 cm do seu comprimento, a sua casca mútua é cortada longitudinalmente e unida, sendo separada sob a forma de uma crista ou de um tubo.

A parte subterrânea da planta (caule, raiz, bolbo) é colhida no final do outono ou no início da primavera, após a floração de algumas plantas, ou depois de a parte aérea da planta ter secado, e é preparada como um produto.

É de notar que a parte aérea das plantas medicinais só deve ser recolhida ao ar livre (seco).

Se os produtos vegetais medicinais forem "colhidos" em boa qualidade, e se forem secos e armazenados de acordo com as regras, então os tipos de medicamentos preparados a partir deles darão um resultado positivo. Se os medicamentos forem colhidos em boa qualidade, mas forem cometidos erros no seu armazenamento, nesse caso, o valor da planta medicinal pode não ser suficiente e, em alguns casos, pode mesmo tornar-se prejudicial.

Em primeiro lugar, é necessário secar completamente os medicamentos da planta recolhida. Os produtos vegetais são preparados para secagem dentro de 1-2 horas após a preparação. Para isso, a matéria-prima é cuidadosamente selecionada, isenta de corpos estranhos e impurezas. As raízes medicinais, os rizomas são separados da lama, do solo, da areia, as áreas podres são cortadas. Depois disso, são lavados em água limpa e fria e libertados da humidade. Depois disso, seca-se ao ar livre com um tapete limpo por baixo. Para evitar que quaisquer substâncias estranhas caiam nos produtos, como pó, poeira ou excrementos de insectos e aves, são cobertos com algo como gaze ou cinza.

As partes acima do solo das plantas medicinais (exceto os frutos e as sementes) não são secas ao ar livre, sob luz solar intensa. Porque, nessa altura, as substâncias medicinais contidas nos produtos à base de plantas decompõem-se naturalmente ou desaparecem. Por conseguinte, as ervas, as folhas e as flores das plantas medicinais são secas ao ar livre em locais frescos e sombreados, incluindo abrigos, sótãos e telheiros. Também se podem utilizar abrigos temporários para secar estes produtos vegetais.

Os frutos e bagas medicinais são geralmente colhidos de manhã ou à noite. Porque os frutos colhidos durante a hora quente do dia podem estragar-se rapidamente.

Quando estão a secar, escreve-se uma coisa limpa por baixo delas, que é desbastada e transformada num hawal. Porque se os frutos e bagas forem secos em grande quantidade, colam-se uns aos outros e a sua qualidade deteriora-se.

As sementes de plantas medicinais podem ser secas ao ar livre sob a luz solar. Se houver o risco de as sementes da planta se espalharem durante o processo de secagem, podem ser retiradas completamente com um guarda-chuva ou uma espiga e, após a secagem, podem ser separadas gradualmente.

É necessário proteger os produtos vegetais medicinais que estão a ser secos da chuva, da humidade e do orvalho da noite. Para isso, à noite, é necessário cobrir a parte superior dos medicamentos com um pano à prova de humidade.

Durante o processo de secagem, as raízes e os rizomas das plantas medicinais perdem 65% do seu peso, as ervas perdem 70% do seu peso, as folhas perdem 80%, as cascas perdem 45% e os rebentos perdem 50-60% do seu peso.

O grau de secagem dos produtos vegetais medicinais pode ser determinado da seguinte forma: quando as raízes e as cascas de plantas bem secas são dobradas à mão, devem partir-se sem dobrar: as folhas e as flores devem desfazer-se entre os dedos e as bagas devem partir-se em pedaços na palma da mão quando secas.

Os produtos à base de plantas medicinais devem ser armazenados em casa de forma empresarial. Só assim os produtos conterão substâncias biologicamente activas suficientes - vitaminas, enzimas, aminoácidos e outras substâncias úteis (óleos essenciais).

Os medicamentos secos são armazenados em recipientes limpos e secos. Se os medicamentos forem em menor quantidade, são guardados em frascos de vidro e cobertos com tampas de polietileno ou de vidro. Os medicamentos podem ser armazenados em sacos limpos (papel, sabão, cinzento, cânhamo ou linho), caixas (de cartão), caixas compactas. Não é recomendável armazenar botões e sementes medicinais em sacos de polietileno, porque esses sacos artificiais são completamente herméticos, como resultado, as substâncias contidas nas sementes e botões "encharcarão" e perderão suas propriedades curativas.

Os medicamentos são armazenados em locais limpos, secos e bem ventilados, ao abrigo da luz solar. Os medicamentos venenosos e potentes, os óleos essenciais e os medicamentos que contêm óleo devem ser guardados num local separado. Os medicamentos devem ser mantidos fora do alcance das crianças.

O prazo de validade das raízes, rizomas e cascas medicinais é de 3-5 anos, o das folhas de flores e ervas secas é de 1-2 anos.

Para proteger os medicamentos de insectos e roedores, estes devem ser pendurados em cordas e a boca da caixa-saco deve estar bem fechada. A hora de preparação deste produto à base de plantas deve ser indicada nos rótulos dos recipientes que contêm as plantas medicinais sob a forma de trituradas ou em pó.

Nota: Se o extrato alcoólico de raiz de valeriana for armazenado em xaropes caseiros, é necessário ter muito cuidado com os gatos.

MEDICAMENTOS A PARTIR DE PRODUTOS VEGETAIS PREPARAÇÃO DE SUBSTÂNCIAS.

A maioria dos medicamentos utilizados na medicina popular, bem como na prática médica moderna, são utilizados sob a forma de tinturas, decocções, pomadas, unguentos e pós.

Para tratar ou prevenir a doença, é necessário seguir procedimentos e regras especiais ao preparar em casa as substâncias medicinais recomendadas pelo médico.

As ervas medicinais, os produtos vegetais medicinais (ervas, folhas, botões, flores, rebentos, raízes, frutos, cascas, etc.), as bagas, os legumes e os frutos devem ser de boa qualidade, limpos e sem defeitos..

Um ou outro medicamento recomendado pelo médico para tratamento é atualmente produzido à escala industrial. São embalados de forma compacta (numa caixa, saco, etc.), bem como em molhos, pedras, etc.

O rótulo das embalagens de ervas medicinais prontas a utilizar indica o método de utilização deste produto, a taxa de consumo e o prazo de validade do produto.

As substâncias medicamentosas podem ser preparadas em casa a partir de medicamentos vendidos à escala industrial.

Preparação da tintura medicinal. Normalmente, a tintura é preparada de duas formas. Tendo em conta as propriedades específicas dos produtos vegetais medicinais, a tintura pode ser preparada por ebulição e a frio.

Para a preparação da tintura por ebulição em condições caseiras, o medicamento é tomado numa proporção de 1:10 ou 1:20 em relação à água. Ou seja, é necessário tomar 10 ou 20 volumes de água para o medicamento obtido em 1 unidade de volume ou peso. Por exemplo, se uma tintura for preparada numa proporção de 1:10, toma-se 10 g de medicamento e adiciona-se 100 g/ml de água.

Também é possível utilizar recipientes de vidro, porcelana ou vidro resistente ao calor, com bocas fechadas, utilizados na preparação de tinturas medicinais. Normalmente, quando se prepara a tintura e a decocção, a água deve ser ingerida um pouco mais, porque durante o processo de tintura, a água evapora-se parcialmente e o seu volume diminui até certo ponto.

Depois de o medicamento estar bem misturado com água, é tapado com uma tampa e colocado num recipiente ligeiramente maior (pode ser uma caçarola, um tacho ou uma panela, em cima de água a ferver), caso em que o recipiente de infusão se desvia num recipiente maior de água, ou se verifica o caso de não deixar dormir. O processo de ferver a água num "banho-maria", ou seja, num recipiente mais largo, é continuado durante 15-20 minutos.

Um recipiente com a tintura é retirado da panela que serve de "banho-maria" e arrefecido à temperatura ambiente durante 1 hora. Depois disso, a tintura é filtrada através de várias camadas de gaze ou pano cinzento, e o sumo é extraído. Se o volume da infusão for inferior à norma especificada, é levado à norma com água fervida e arrefecida. Por exemplo, se 50 g de medicamento forem tomados com 500 g de água e o sumo extraído no processo de fabrico de uma tintura for de 450 g/ml, então 50 g/ml de água fervida e arrefecida são vertidos na parte que falta da tintura, e o volume total é de 500 g/ml. entregue.

Por vezes, também é possível preparar uma tintura sob a forma de chá a partir de produtos vegetais medicinais em casa. Para isso, o produto é colocado num bule de chá misterioso, lavado com água a ferver,

Deita-se água a ferver sobre ela, mantém-se durante 15 minutos em lume brando sem criar condições para a ebulição. Em seguida, a tintura é arrefecida, filtrada ou sacudida da chaleira, e a quantidade de água perdida durante o processo de ebulição é igualada com água fervida.

Quando se prepara a tintura de forma fria (por exemplo, a partir da raiz de gulhayri), adiciona-se uma certa quantidade de água fervida e arrefecida ao produto e deixa-se em "infusão" durante 4-12 horas. Em seguida, a tintura preparada é filtrada e o sumo é extraído.

Em alguns casos, os produtos de cannabis medicinal podem ser bebidos diretamente como chá. Por exemplo, é possível beber chás feitos de erva de veado, togjambil, cominho no próprio bule.

Preparação da decocção medicinal. A decocção (otvar) é preparada principalmente a partir de partes brutas da planta (por exemplo, raiz, casca, tubérculos, tubérculos). A preparação da decocção é semelhante à preparação da tintura. Para preparar a decocção, coloca-se o medicamento bem moído num recipiente esmaltado ou de porcelana, deita-se sobre ele uma quantidade adequada de água a ferver e ferve-se em lume brando durante 20-30 minutos. Em seguida, a decocção é levada ao lume e arrefecida durante 10-15 minutos em condições caseiras. Em seguida, a decocção é filtrada e a quantidade reduzida de água é levada à norma, adicionando água fervida e arrefecida.

As tinturas e decocções preparadas em casa e na farmácia em geral podem azedar e estragar-se se forem armazenadas durante muito tempo, pelo que é melhor prepará-las apenas antes do consumo. As infusões e decocções devem ser mantidas tão frescas ou frias quanto possível (no frigorífico) durante 3 dias. Se as tinturas e decocções medicinais mudarem de cor durante o armazenamento, se formarem uma película semelhante a pus no interior, se ficarem turvas, se mudarem de sabor, bem como se caírem objectos estranhos, esses medicamentos não podem ser utilizados.

Os medicamentos preparados em casa e todas as preparações devem ser consumidos de acordo com a recomendação do médico assistente e na quantidade prescrita. Não se deve consumir muitos alimentos energéticos, apetitosos e medicinais.

Exceder o processo de preparação de tinturas e decocções na preparação de factores medicinais em casa pode causar uma alteração na natureza das substâncias biologicamente activas (vitaminas, óleos essenciais, enzimas, etc.) contidas nos produtos à base de plantas.

Se um medicamento for preparado a partir de plantas medicinais, o grau de trituração dos produtos vegetais utilizados é de grande importância.

Se a tintura medicinal for preparada a partir de folhas de plantas, grama, flores, seu tamanho não deve exceder 5 mm (se as folhas forem grossas, não deve ser superior a 1 mm). Se uma decocção for preparada a partir do ramo, casca, rizoma, raiz da planta medicinal, então o tamanho do produto triturado deve ser de até 3 mm, e o tamanho dos frutos e sementes da planta deve ser de até 0,5 mm . é necessário.

ALOE

(Russo - aloe drevovidnoe, Árabe - sabr, sabur).

A Aloy (sabro't) é uma planta herbácea ou lenhosa perene pertencente à família das bulbosas, foram registadas 250 espécies, que se encontram principalmente em África, na Península Arábica, em Madagáscar, especialmente na ilha de Socotra. Também pode ser encontrada selvagem nas margens do Mar Mediterrâneo na Europa (Fig. 18).

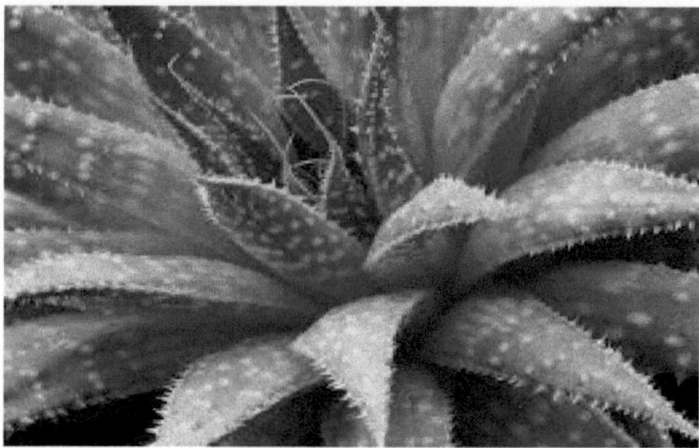

Figura 18

O caule da espécie Aloy cresce na vertical (a sua altura atinge 4 m na sua terra natal) e é ramificado a partir da parte inferior. As folhas são sempre verdes, em forma de espada, côncavas na parte superior, ovais na parte inferior e cobertas de espinhos. As folhas da planta de casa têm 20-65 cm de comprimento, 12-15 mm de espessura e são serrilhadas. As flores saem do meio da folha e formam uma telha situada no eixo da flor. O fruto é uma cápsula cilíndrica de três lados.

De acordo com as informações prestadas por H. Kholmatov, a maior parte dos tipos de aloé são cultivados nas salas, incluindo o aloé arbóreo, o aloé vera, o aloé floral, o aloé escuro e outros.

A fim de preparar espécies medicinais, na Geórgia e na Ásia Central, o aloé arbóreo e o aloé yyol são cultivados como plantas anuais.

Para além do facto de o aloé ser conhecido pelas populações locais desde a antiguidade como uma planta medicinal, também era conhecido pelos gregos e romanos nos tempos antigos. Cientistas dessa época, como Dioscarides, Plínio e Celsus, deixaram informações sobre as propriedades desta planta.

Os antigos gregos, egípcios e árabes utilizavam o aloé como medicamento para dores no pescoço, doenças do estômago e do coração. Os antigos curandeiros faziam sumos vivificantes, pomadas e bálsamos à base de produtos de aloé - sumo de plantas secas. Os cadáveres eram embalsamados com produtos de aloé. Os curandeiros chineses utilizavam o aloé para doenças venéreas e vermes. Na Índia, o aloé tem sido utilizado topicamente para tratar a varíola, hemorragias e úlceras malignas.

Abu Ali ibn Sina demonstrou que os produtos de aloé têm um efeito positivo nos órgãos digestivos e nas doenças oculares.

A utilização generalizada do Aloé na prática médica começou principalmente em meados do século XX. Até então, o produto condensado do sumo de aloé era utilizado como laxante. Nos anos seguintes, os investigadores estudaram o efeito eficaz das ervas medicinais no tratamento de feridas e lesões difíceis de curar e recomendaram a sua utilização na prática.

O académico VP Filatov mostra que o aloé contém bioestimulantes que têm um efeito vivificante no corpo humano. Se as folhas cortadas de aloe forem mantidas por 12 dias em um local escuro a uma temperatura ligeiramente reduzida (+ 4-8 ° C), os fatores que têm um efeito positivo na saúde do corpo e têm um efeito destrutivo nas bactérias virulentas serão removidos deste produto. é formado. Essas propriedades do aloe foram estudadas em condições clínicas e começaram a ser usadas na prática do tratamento.

As preparações de Aloé são especialmente úteis em doenças dos olhos, anemia, doenças causadas pela exposição à luz, falta de ar (asma brônquica), água

É útil para gastrite, úlcera duodenal e outras doenças.

O Aloé contém, incluindo os produtos obtidos a partir do seu sumo: bases antroglicosídicas como a aloína, a emodina, ácidos orgânicos, alcatrão, fitoncidas, especiarias, óleos essenciais, vitamina C, caroteno e outras substâncias.

Estes medicamentos podem ser utilizados para a fraqueza depois de a criança ter sofrido uma doença grave.

500 g de miolo de noz, 300 g de mel puro, 3-4 limões são tomados por 100 g de sumo de aloé, bem misturados, e administrados meia hora antes das refeições, 3 vezes por dia.

Recomenda-se a utilização da seguinte ação em caso de tuberculose pulmonar. Tomar 15 g de sumo de aloé fresco, 100 g de gordura de intestino de porco ou sari, 100 g de mel puro, 100 g de cacau em pó e misturar bem. Tomar 1 colher de sopa da mistura e juntá-la a 1 copo de água quente e beber. Este procedimento é efectuado 2 vezes por dia.

As preparações de Aloé têm propriedades anti-inflamatórias, cicatrizantes e anti-queimaduras evidentes. São utilizados na periodontite, na gengivite catarral e ulcerosa, na estomatite aftosa crónica recidivante sob a forma de instilação por fricção (aplicações).

O extrato aquoso de aloé é injetado sob a pele, de modo a aumentar o metabolismo nos tecidos, a ter um efeito energizante e a ter um efeito positivo nos processos inflamatórios que demoram a cicatrizar. O medicamento é libertado em ampolas de 1-2 ml, injectadas sob a pele 25-30 vezes durante o período de tratamento.

Rp.: Succi Aloés 200 ml

DS Fazer primochka, lavar as feridas

e utilizado noutras lesões da cavidade oral.

Rp..: Succi Aloés 200ml

DS 1 colher de chá 2-3 vezes por dia (Fig. 19)

é bebido antes das refeições. Na estomatite aftosa crónica recorrente, o curso do tratamento dura entre 3 semanas e 2 meses.

Rp: Extr. Líquido de Aloé 2 ml D. td N. 30 em ampola.

O DS Kunora é injetado com 1 ml de novocaína a 1% sob ternura de 2 ml.

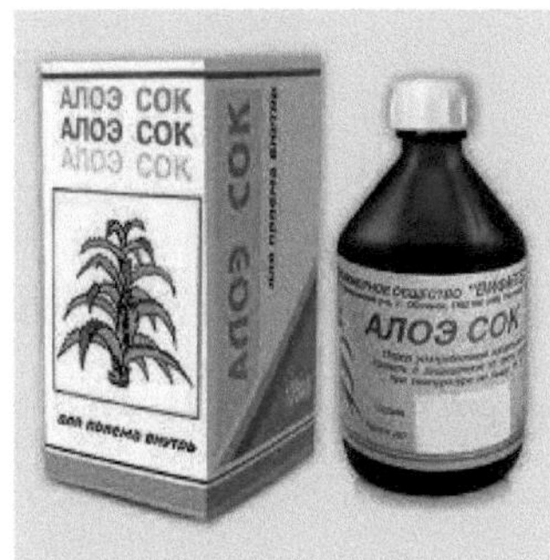

Figura 19

Em Anobji - **ZIZYPHUSJUJUBAN1ILL.**

(Uzbeque - chilonjiyda, jilonjiyda, Tajique - nak¬lon, Turquemenistão - adatki arkap, Russo - unabi).

A Annabjiyda é uma árvore de 2-5 m de altura que pertence à família das jumrutas (Fig. 20). Existem 60 géneros e mais de 900 espécies nesta família, e as suas áreas de distribuição são a China, a Índia e, por vezes, países ao longo do Mar Mediterrâneo. Além disso, esta planta cresce em locais como a Península Balcânica, Turquia, Afeganistão, Mongólia, Kurnia, Japão, países do sul da Ásia, África, Austrália e Nova Zelândia.

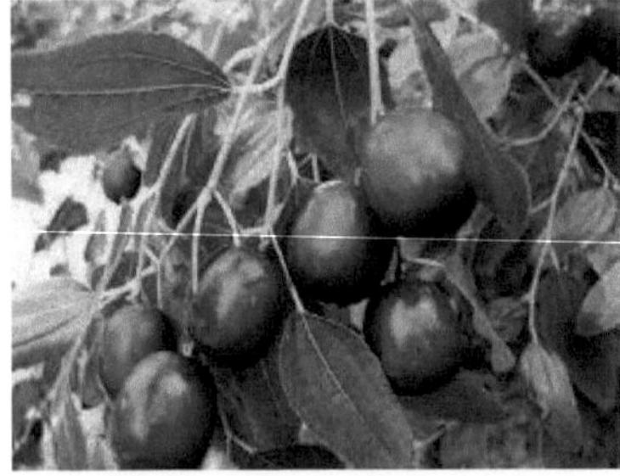

Figura 20

De acordo com os dados, pode ser encontrada na parte média das montanhas da Ásia Central e do Sul do Cazaquistão, em encostas e colinas de cascalho de pedra até 1500 m acima do nível do mar. Existem pequenos jiydazares de annab em redor de Arslanbab, na região de Osh, no Quirguizistão.

A Annab jiida pode ser encontrada em estado selvagem nas regiões de Surkhandarya (no oásis do rio Topalang) e Tashkent (nas montanhas de Khojakent e Khumsan). Em Annabji, encontra-se naturalmente no Turquemenistão, a oeste da montanha Kopetdog, na região de Karakala, e no Tajiquistão, nas encostas meridionais da cordilheira Hisar, em torno de Boljuan e nas margens do rio Panj .

Existem variedades jaidari, comuns e culturais de Annabjiida, que diferem entre si pelo aspeto, forma e peso dos frutos.

Em Annabjiya, os ramos são peludos, os ramos velhos são desprovidos de pêlos, as folhas são oblongo-ovais, as três partes da folha em banda são ligeiramente alongadas com um bordo pontiagudo e o bordo é rudemente dentado. Estão localizadas numa fila nos ramos. As folhas do cálice são ovadas, a extremidade é pontiaguda, as folhas do Gultaj são mais curtas do que as folhas do cálice, estreitando-se em direção à base. O fruto pode ser redondo ou oblongo com grãos, dourado, amarelo-avermelhado. A planta floresce em junho-julho e os frutos amadurecem em agosto-setembro. O tamanho do fruto das variedades cultivadas de Annabjiyd (Tayanszao) pode atingir 6 cm e a largura até 5 cm.

Jilonjiyda - o fruto de annob jiyda contém 20-30% de açúcar, até 2,5% de álcalis orgânicos, até 33% de óleo, vitamina C, proteínas, óleo essencial, mucilagem, aromatizantes e outras substâncias.

As folhas da planta contêm até 700 mg de fármaco C, 1,77% de glicosídeos, até 2,64% de ácidos orgânicos, saponinas, alcalóides, fitoncidas, até 2,5% de açúcares, caroteno, 1,6% de rutina, 1,7% de um composto anestésico, 7,7% de aditivos e outras substâncias. A casca da árvore contém açúcar, álcalis orgânicos, aromatizantes e outras substâncias.

As propriedades medicinais da Annabjiida são conhecidas desde a antiguidade. Na prática da medicina popular, tem sido recomendada como um remédio natural para a tosse expetorante, expetorante, redutor da tensão arterial e expetorante. Os povos da Ásia Central também utilizam a annobjiida como remédio para dores intestinais, renais e hepáticas. Os frutos de annobjnyda não deixarão de mostrar um resultado positivo se forem consumidos quando o trato respiratório superior estiver sem fôlego.

Abu Ali ibn Sina e outros médicos consideravam o fruto da anobjeira como sendo frio. O seu fruto, em particular, tem a propriedade de torcer o palato. Por conseguinte, tem um efeito positivo na diarreia. O fruto da annabjiya é difícil de digerir. De acordo com curandeiros antigos, uma pequena quantidade de fruto de annobjni é obstipante, mas comer mais pode causar obstipação devido à má digestão. Os frutos da planta são um fator calmante para as dores no peito e nos pulmões, "amolecem" o peito, facilitam o movimento da fleuma pegajosa "sentida", param a tosse dolorosa e acalmam a garganta. É considerado como um dos remédios indolores que dá bons benefícios em casos de constipações e resfriados no trato genital, inférteis, períodos de sangramento profuso e úlceras intestinais. Portanto, uma decocção preparada com base em frutos pode curar feridas na cavidade oral e parar o sangramento. A decocção de frutos de Annabjiyda é recomendada para dores de fígado, rins e bexiga. Pó de frutos bem misturado com mel para pequenas feridas

utilizado como medicamento.

Em Annabjiya, a tintura das folhas era utilizada no tratamento da asma e de doenças pulmonares, bem como na remoção de inchaços quentes. Na sua prática, Ibn Sina recomendava lavar a cabeça numa solução de cola de árvore com uma decocção de frutos para eliminar a caspa, fortalecer a base do cabelo, parar a queda improdutiva e fazer o cabelo crescer e encaracolar.

Em Annabjiyda, a fruta, o marmelo e as sementes de olmurut foram recomendados para cuspir sangue e tratar úlceras na boca. Recomenda-se a utilização de uma decocção de cevada roxa ou purificada quando há um inchaço no peito e nos pulmões, e em zotiljam.

Quando se tem diarreia misturada com sangue, dá-se a seguinte decocção: casca de romã, zubturum grande, farinha de fruta de annobjiida e farinha de arroz (8 gramas a 24 gramas), dois grãos turcos (mozi) e flor de romã e rosa (4 dirhams a 12 gramas), tomar sêmola (680 gramas), adicionar água à mistura até cobrir e ferver até restar 1/8 dela. Depois arrefece-se, filtra-se e bebe-se.

O médico I. Fazilov deu informações sobre o medicamento preparado à base de folhas de anobjida para eliminar as comichões do corpo. Para este efeito, se limpar as folhas de annobjida e lhe adicionar açúcar e as comer durante cinco dias, livrar-se-á de dores desagradáveis.

De acordo com as informações dos especialistas, na medicina tradicional chinesa, o fruto da anobjida é utilizado como agente tónico e diurético, juntamente com outras plantas medicinais, como medicamento suavizante e expetorante para a falta de ar, neurastenia. recomendado para tratamento.

De acordo com as informações fornecidas por U. Akhmedov e H. Kholmatov, farmacêuticos do Instituto de Ciências Farmacêuticas de Tashkent, as sementes de annobjida na sua forma pura (torradas e não torradas) e em combinação com outros produtos vegetais medicinais podem causar neurastenia, distonia,

É utilizada para cardioneurose, tonturas, palpitações cardíacas, insónia e doenças da tensão arterial. Uma decocção de folhas de annobjida é maioritariamente utilizada em Kuria para o tratamento da tensão arterial.

No Azerbaijão, as papas são feitas a partir do fruto de annobjiida no leite e são utilizadas como expetorante. Faz-se uma decocção (chá da mama) preparada com base nos frutos, bem como pequenos bolos cobertos pela mistura dos frutos com cebolas finamente picadas. recomendado como cura para a tuberculose.

Há informações de que as pessoas que vivem há muito tempo nas aldeias montanhosas do Tajiquistão são aconselhadas a dormir debaixo de cobertores em caso de dores de cabeça fortes. Se seguir um procedimento tão simples, a sua cabeça ficará livre de dores latejantes, a pessoa terá resistência e um humor leve.

Na medicina moderna, são preparados medicamentos especiais a partir do fruto da anobjida, que são utilizados para baixar a tensão arterial. Estudos farmacológicos mostram que uma tintura a 10% preparada com base nos frutos e nas folhas da anobjida tem propriedades diuréticas elevadas.

Se uma tintura for preparada e consumida com base em frutos shotut com Annabjiyda, terá um efeito positivo na gota, rubéola e varíola, se a tintura for usada para enxaguar a boca, terá um efeito positivo em lesões na boca. curas .

Se for utilizado como fator medicinal e como cura para doenças, 20 g de frutos moídos são infundidos com meio bule de água a ferver durante uma hora para preparar uma infusão curativa. Beber 50 g da infusão 3 vezes por dia antes das refeições.

Preparação de um medicamento turco à base de annobjiida: 200 g a 400 g de annobjida, 400 g de pera e 100 g de funcho.

Se o açúcar for misturado e fervido, tornar-se-á azedo. Se forem consumidos 30 g desta dieta por dia, a pressão sanguínea do paciente diminuirá e ele livrar-se-á da dor de cabeça dolorosa.

CAUDA DE LEÃO - LEONURUS L.

(Russo - Pustirnik Turkestansky)

A cauda de leão é encontrada nas regiões montanhosas de Tashkent, Syrdarya, Jizzakh, Samarkand e Surkhandarya. A planta cresce principalmente nas encostas da mistura de rocha e solo até à parte média das montanhas (Fig. 21).

A cauda de leão é uma erva perene que cresce 40-150 cm de altura. O caule tem quatro lados e a parte superior é ramificada. A folha é amplamente ovalada e redonda, os seus lóbulos são romboides e estão opostos à faixa do caule. As flores formam uma inflorescência em forma de anel nas axilas das folhas. Os frutos são quatro nozes triangulares.

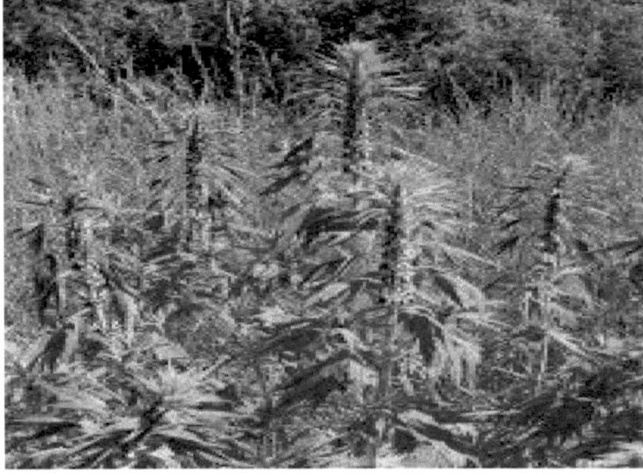

Figura 21

Nas nossas condições, a planta floresce em junho-julho e os frutos amadurecem em julho-agosto.

O produto medicinal da cauda de leão é a parte acima do solo. Normalmente, quando a planta floresce, é cortada a 30 cm do topo do caule e seca em locais frescos. Depois é esmagada e peneirada numa peneira.

A cauda de leão contém alcalóides, flavonóides (rutina, quinquelosídeo, quercetina), óleo essencial,

contém saponinas, edulcorantes e açúcares.

Na prática da medicina popular, a decocção preparada a partir da parte moída da cauda de leão é utilizada para o tratamento de doenças do coração, do estômago e do sistema nervoso.

A medicina moderna. na prática, os medicamentos da cauda de leão são calmantes, baixando a tensão arterial,

- Como fator que aumenta o tónus dos músculos uterinos, os comprimidos, extractos e tinturas produzidos à escala industrial são utilizados para estes fins devido à sua semelhança com a valeriana em termos de efeito. (Fig. 22)

Na prática dentária, o ranho de leão é recomendado como um medicamento anti-ansiedade para periodontite, eritema exsudativo e outras doenças.

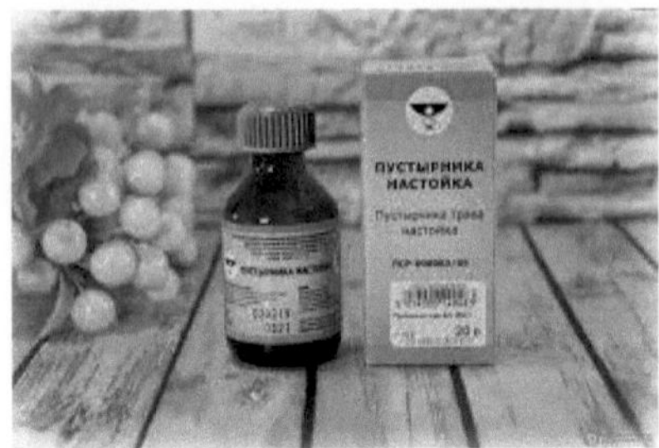

Figura 22

É possível preparar uma série de medicamentos à base de dente-de-leão em casa e no quarto:

Adicionar 2 colheres de chá da parte superior da planta esmagada a 2 chávenas de água fervida e arrefecida, deixar repousar durante 6-8 horas e filtrar através de um pano de algodão. Bebe-se 3-4 vezes por dia, meia hora antes das refeições.

Colocar 2 chávenas de água a ferver num recipiente com tampa, adicionar 15 g da parte moída e esmagada da cauda de leão, deixar em infusão durante 2 horas e coar com um pano de algodão. Bebe-se uma colher de sopa 3-5 vezes por dia, meia hora antes das refeições.

Rp: Ynf. herbae Leonuri 15.0 - 200.0

colher de sopa 3-4 vezes por dia

está bêbedo.

Rp: T - gae Leonuri 25 ml

DS 30-40 gotas 3-4 vezes por dia

está bêbedo.

MARMELO - MOINHO CYDONIA OBLONA

(Russo - aiva prodolgovataya; Tajique - biki; Turquemenistão - begi)

O marmelo é uma árvore ramificada de até 12 m de altura, pertencente à família das rosáceas. Os caules e as folhas jovens da planta são peludos, e as folhas são ovadas ou amplamente elípticas. A sua altura pode ser de 5-10 cm e a largura até 7,5 cm. A faixa de folhas é curta, localizada numa fila nos ramos. O fruto é peludo, amarelo ou dourado, pesando por vezes até 3 kg. (Fig. 23). O sabor é picante, ligeiramente estaladiço. O fruto contém várias sementes, cuja parte superior é coberta por uma membrana mucosa. (Fig. 23)

A planta floresce em meados da primavera, as flores podem ser cor-de-rosa ou brancas, e os caules masculinos são roxos ou amarelos. Os frutos amadurecem em setembro-outubro.

A beterraba é cultivada em todas as regiões do Uzbequistão.

As propriedades medicinais dos frutos de marmelo são conhecidas desde a antiguidade. Os seus frutos contêm até 12% de açúcar, cerca de 5% de ácidos orgânicos (maçã, uva, ácidos cítricos), óleos essenciais, pectina e substâncias aromatizantes, vitamina C, ferro, cobre, sais de cálcio. As sementes de marmelo contêm cerca de 20% de mucilagem, glicosídeo amigdalina, mais de 8% de óleo, amido, substâncias aromatizantes e proteicas, emulsina .

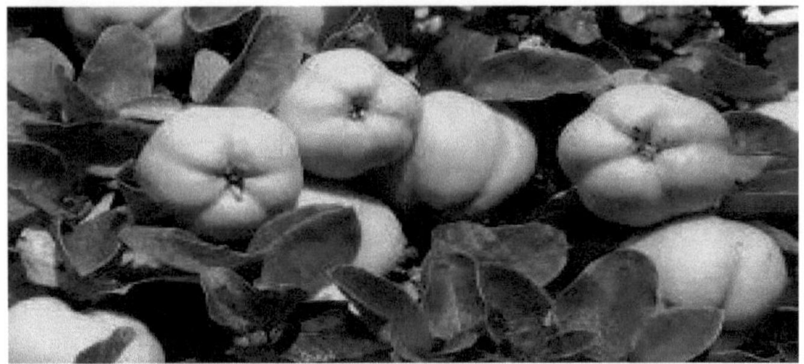

Figura 23

A asma, as doenças cardíacas, a iterícia, os soluços, as dores abdominais e a disenteria eram tratados com sumo de marmelo na medicina popular. Além disso, o marmelo é utilizado para tratar a preguiça, a anemia, a tosse, as doenças do estômago, do fígado e dos rins.

Abu Ali ibn Sina utilizava uma decocção feita a partir de frutos de marmelo para tratar a disenteria, a inflamação do intestino grosso, para parar a asma, cuspir sangue e notas com sumo de marmelo, e para aliviar a sede e as dores cerebrais. A preparação de medicamentos à base de sementes de marmelo tratava doenças dos pulmões e das vias respiratórias.

Na medicina popular, uma decocção de sementes de marmelo e sumo de uva tem um bom efeito na anemia, no bócio e no tratamento de doenças vasculares.

Na medicina científica, uma decocção feita a partir de sementes de marmelo é utilizada como remédio para dores oculares, obstipação e constipações das vias respiratórias superiores.

Na prática dentária, um líquido mucoso preparado com base em sementes de marmelo (feito por lavagem de 5 partes de sementes de marmelo com 100 partes de água) como um fator de envolvimento eficaz, desquamatnv em doenças de glossite, gengivite, periodontite . usa com Ao fazer mucilagem a partir de sementes de marmelo, apenas são utilizadas sementes inteiras, porque o glicosídeo amígdalina no endosperma da semente pode ser libertado se o revestimento da semente for danificado.

Normalmente, as sementes de marmelo são separadas dos frutos (devem ser separadas apenas dos frutos maduros), secas ao ar livre ou em instalações especiais de secagem (secador) em locais limpos e nivelados.

BARGIZUB (BOZCHI) - PLANTAGOMAZOL

(Russo - podorojnik bolshoy; Cazaque - boga jabrak, taibdori, zolzhelken; Quirguiz - bagayapirmoq; Tajique - filgosh; Persa - bortang; Árabe - lisanil hamal; Turquemenho - uli atgulak)

O Bozchi é uma planta herbácea perene muito utilizada na medicina popular. Tem uma raiz grossa e curta, coberta com muitos rizomas fibrosos. O caule é em forma de lança, simples ou múltiplo, com 10-70 cm de comprimento, e termina com uma inflorescência em forma de espiga. O bordo das folhas é plano ou ligeiramente dentado, o aspeto geral é ovoide largo ou elíptico largo, sem ponta, a base é geralmente arredondada, as folhas podem ter 3-7-9 nervuras. As flores são pequenas, espigas discretas, os frutos são ovóides, vagens com muitas sementes, são castanho-escuros, castanhos, brilhantes. A planta floresce em maio-setembro. (Foto 24)

O feno-grego é uma planta muito difundida e é vulgarmente utilizada como erva daninha em terrenos abandonados, prados húmidos, campos, ribeiros, margens de rios, florestas, em zonas povoadas ou

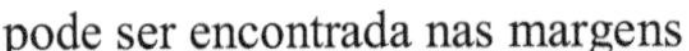
pode ser encontrada nas margens

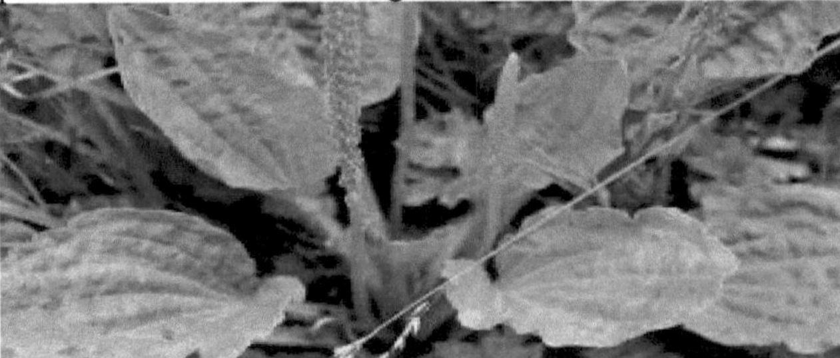

Figura 24

As folhas de bozchi são colhidas como um produto medicinal durante o período de floração da planta. Não é absolutamente recomendável cortar a planta a partir do fundo, o que levará a uma diminuição do número de rebentos.

As folhas de Bozchi contêm glicosídeo de aucubina, mucilagem (cerca de 11%), substâncias amargas e adstringentes, flavonóides, ácidos orgânicos, provitamina A, vitamina G e K, uma grande quantidade de manitol e 1,3% de sorbitol, bem como pequenas quantidades de alcalóides.

O papel de Bozchi na medicina reflecte-se nas obras dos antigos médicos gregos, romanos e da Ásia Central. Por exemplo, Abu Ali ibn Sina recomendava o tratamento de feridas e lesões difíceis de curar, tumores malignos e tumores, doenças do fígado, dos rins e dos olhos. A propriedade de estancar o sangue do Bozchi já era conhecida nessa altura. Ibn Sina recomendava as sementes de bozchi a quem cuspisse sangue e utilizava a seiva da planta como hukna (clister).

A folha de Bozchi é utilizada no tratamento do cancro do pulmão e do estômago e como expetorante para constipações das vias respiratórias. Uma decocção feita a partir das sementes da planta é recomendada para diarreia com sangue, tosse e febre.

Na Ásia Central, o sumo sarkhil (fresco) de bozchn é administrado para a gonorreia (gonorreia), cólicas (colite) e cólicas (como agente para estancar o sangue na disenteria). Recomenda-se uma decocção feita a partir das suas folhas como um agente revigorante e apetecível para a tuberculose pulmonar e bronquite, e para doenças oculares. Uma decocção das sementes da planta é usada para diarreia e tosse em crianças, bem como um agente antipirético. A folha amarela de Bozchi é pressionada sobre a batata frita.

Atualmente, em "gynokhona" especiais e farmácias, o medicamento "Plantoglycid" e o sumo de "Sok podorojnika" estão disponíveis para compra à escala industrial. O "Plantoglycid" é utilizado principalmente para curar a gastrite hipoácida, as doenças do estômago e do duodeno (gastrite, enterite, enterocolite), bem como a colite aguda e crónica. O sumo amarelo das folhas de BS zchi tem um efeito eficaz na cicatrização de feridas, bem como no tratamento das doenças acima mencionadas.

Uma decocção preparada a partir de folhas de Bozchi e salva na quantidade de 1 colher de sopa em 2 chávenas de água a ferver dá um resultado positivo no tratamento de úlceras do estômago (A. Ya. Gubergris. NI Solomchenko, 1964). Para isso, deve consumir-se 1/3 de chávena de tintura durante os primeiros 10 dias e 1/2 chávena durante os 1-2 meses seguintes, 3 vezes por dia antes das refeições. As sementes de Bozchi, incluindo uma tintura preparada a partir delas, podem ser recomendadas para diabéticos.

Na prática dentária, as propriedades anti-sépticas e antimicrobianas das preparações de bozchi são utilizadas de forma adequada. Em particular, a tintura feita com base nas folhas da planta ou no sumo amarelo das folhas dá um resultado positivo como tratamento externo. Se for utilizado como enxaguamento bucal ou como aplicação, é considerado um fator de cura na gengivite ulcerativa - estomatite, bem como na estomatite erosiva, aftosa e pós-gripose.

O sumo de folhas amarelas de Bozchi é utilizado para tratar a periodontite, que é complicada por um ataque às "bolsas" da gengiva dentária. Para este efeito, preparam-se 90 ml de óleo de pêssego e 10 g de vaselina com 10 g de folhas de bozchi. A dentadura é inserida nas bolsas gengivais e é colocada uma ligadura protetora durante 1-2 dias.

Rp: Succi PJantaginis 250 ml

DS Tish - tratamento das bolsas gengivais

para o arroz.

ACHILLEA MILLEFOLIUM L.

(Russo - tysyachelistnik obyknovenniy, Cazaque - akbosh jusan, aksheshek, minjapraq, Tajique - buyma- doronioddi, Turquemenistão - boybodron, Árabe - alfi-
folha de louro, baranjasib, persa - baymudaron)

O Bojmodaran é uma planta herbácea perene pertencente à família das plantas com flores complexas, que atinge 70-80 cm de altura. As folhas são emplumadas, de cor verde, peludas na parte superior, estão dispostas em fila no caule. Na extremidade do caule, as flores planas têm a forma de um cesto e a cor é prateada - fluida. (Foto 25) O fruto é um pistácio cinzento. Nas condições do Uzbequistão, a árvore alta floresce em junho e agosto, e o fruto amadurece no final do verão e no início do outono.

Encontra-se nas colinas, montanhas, prados, encostas de montanhas, bermas de estradas, parques, pequenas encostas de cascalho do Uzbequistão.

O produto medicinal do bojmodaran é a sua parte superior. Normalmente, a planta é colhida durante o período de floração, seca e esmagada.

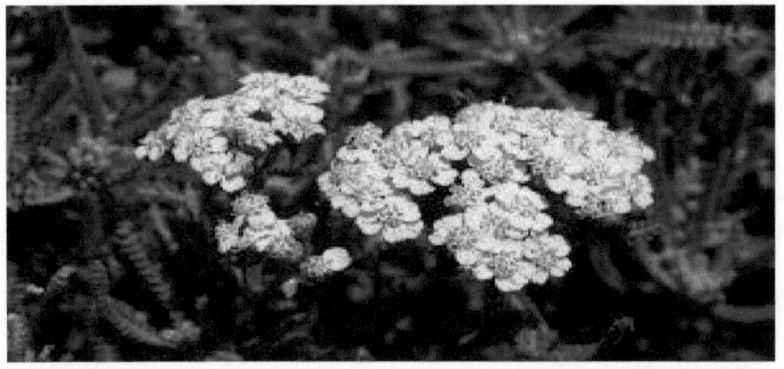

Figura 25

O produto medicinal de Bojmodaran contém óleos essenciais na quantidade de 0,7-1,2%, que incluem timol, kavacrol, p-symol, terpineno, terpineol, borneol, zingibereno, sesquiterpeno, coriofileno. Entre eles, o timol representa até 42%, o que determina o valor medicinal da planta. Além disso, o bojmodaron contém vitamina C, K; contém caroteno, fitoncidas, flavonóides, ácidos orgânicos (urosol, oleanol, café, clorogénico, ácidos quínicos), substâncias aromatizantes e amargas

Na prática da medicina popular, o buymodaran tem sido utilizado como remédio para uma série de doenças desde os tempos antigos. Em particular, é utilizado para estancar o sangue, curar feridas, doenças do estômago e do intestino, dores de cabeça, inibidor de apetite e diurético. O pó das flores da planta, misturado com mel, reduz os vermes. Uma decocção preparada a partir das suas flores é utilizada na medicina popular da Ásia Central para constipações, é recomendada como um estancador de sangue, diurético e alivia dores de cabeça dolorosas.

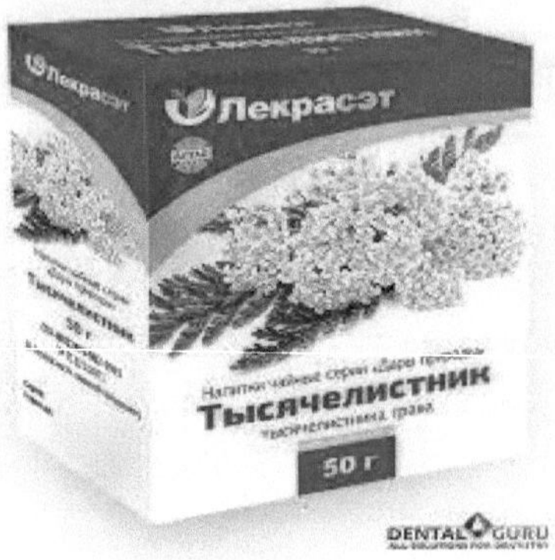

Abu Ali ibn Sina utilizava tinturas feitas a partir da erva da planta, especialmente das suas flores, como tratamento para doenças como inchaços difíceis de espalhar, ripagem, perda de carne, dores de costas e como meio de remover pedras dos rins e da bexiga. .

A flor de Bojmodaran é muito utilizada na prática de embelezamento (cosmética). Se se fizer uma compressa com uma tintura feita a partir dela, é possível eliminar o acne, as borbulhas e outras erupções na cara. (V. Kulikov, 1975). Os óleos essenciais obtidos de plantas estão incluídos na composição de águas aromáticas preparadas industrialmente (lason). Suavizam a pele e clarificam a sua cor.

Na prática médica moderna, o medicamento é utilizado em doenças do estômago e do duodeno, úlceras, inflamação (gastrite), como agente local para parar o sangue (fluxo do nariz, dentes, pequenas feridas, arranhões, cortes). também é usado para sangramento interno (intestinal, pulmão, útero, hemorróidas - pilhas). As hemorróidas são injectadas com uma decocção de sabugueiro, as feridas são lavadas. A tintura é recomendada como aperitivo.

Na prática estomatológica, são utilizadas preparações de longa duração (infusão e extrato líquido) para feridas de difícil cicatrização na membrana mucosa da cavidade oral,

é utilizada na parotidite, gengivite - estomatite. Em casa, é feita uma tintura com base na erva da seguinte forma: colocar 15 g (2 colheres de sopa) do produto num recipiente esmaltado, deitar 200 ml (1 copo) de água a ferver sobre ele e, depois de fechar a boca, colocá-lo em água a ferver e "banhar" durante 15 minutos. A água é arrefecida à temperatura ambiente durante 45 minutos e filtrada. Adiciona-se água fervida e arrefecida até o volume do sumo atingir 200 ml. A tintura preparada é armazenada num local fresco durante 2 dias.

Rp: Ynf herbae Millefolii ex 15.0 - 200 ml

DS Milklar sangrando e outros

No caso de doenças causadas por herpes zoster, lavar a cavidade bucal depois de comer 3-4 vezes por dia.

Rp: Extr.v Millefolii fluid - 30 ml.

DS 1 colher de chá fervida em 1 copo

Coloque-o em água morna e lave a boca.

ARANDO - VACCINIUM VITIS IDAEA. L

A Brusnika é um arbusto baixo pertencente à família das ericáceas. A altura desta planta perene pode atingir os 25 cm. O rizoma é rasteiro, os caules são erectos, ramificados. As folhas são pequenas, grossas, brilhantes e têm pontos. As folhas estão localizadas numa fila no ramo. As flores são branco-rosadas, em forma de sino, e formam telhas escuras nas extremidades dos ramos. O fruto é redondo, vermelho claro, com uma baga.

A Brusnica pode ser encontrada em florestas de coníferas ou mistas, arbustos, tundra e turfeiras secas na Europa do Norte e Central, na Ásia e na América do Norte. (Fig. 27)

As folhas e os frutos do arando são utilizados como produtos medicinais. As folhas contêm glicina, arbutina (até 9%) e hidroquinona, tanino, ácidos orgânicos (quinona, uva, urosol, etc.), flavonóides, vitamina G e fitocidas voláteis. A julgar pelos dados que se seguem, as folhas de arando contêm quantidades significativas de salidrosídeo (radiolosídeo), que é considerado raro.

Os arandos contêm 3,63% de glucose, 4,58% de

contém frutose, sacarose, bem como compostos orgânicos (maçã, limão, benjoim).

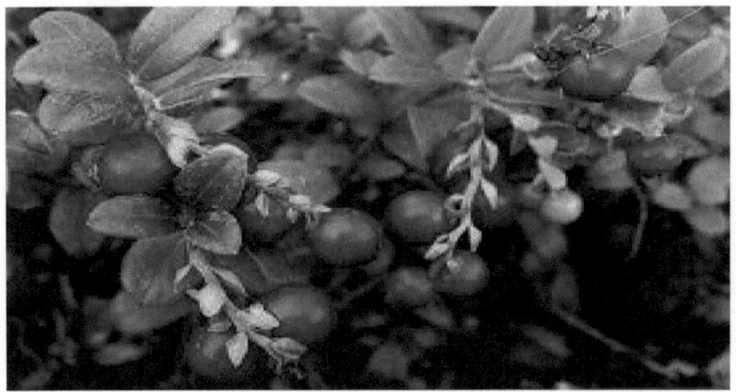

Figura 27

As folhas da planta têm propriedades adstringentes, diuréticas e coleréticas, bem como efeitos antimicrobianos. Os medicamentos preparados à base de folhas de arando são utilizados no tratamento da diabetes mellitus ligeira, devido ao facto de terem a propriedade de aumentar a quantidade de açúcar no sangue.

Medicina moderna. Na prática, as preparações à base de folhas de airela são recomendadas para o tratamento da urolitíase, da inflamação da bexiga, do reumatismo e da gota.

Na medicina popular, uma decocção preparada com base em folhas de arando é recomendada para diarreia, doenças do fígado, tensão arterial elevada, bem como para aliviar a fadiga.

As bagas de arando são utilizadas como medicamento para a avitaminose, no caso de sumo gástrico baixo, em casos de incontinência urinária infantil. Devido às boas propriedades de saciar a sede do chá de mevala, recomenda-se a sua ingestão para reduzir a febre.

De acordo com a informação fornecida por AM Zodorojniy e outros, as preparações galénicas de arando são úteis para doenças dos rins e da bexiga (pielonefrite, cistite, pedras no trato urinário), gastroenterite e obstipação crónica, para além das doenças mencionadas acima. Além disso, as folhas de airela têm um efeito positivo nas doenças de acumulação de sal associadas a perturbações das trocas minerais no organismo, gota, osteocondrose e algumas formas de artrite.

De acordo com cientistas como Rach e Fuzzy, estudos em animais mostram que as folhas de arando têm um efeito negativo na função sexual, mas apenas se o tratamento for interrompido. o estado original é restaurado.

Devido ao facto de as folhas e bagas de arando terem propriedades bactericidas e anti-sépticas, são amplamente utilizadas em medicina dentária. Em particular, os frutos de arando são utilizados para a periodontite, hipo e aviaminose.

A cavidade bucal é lavada com uma tintura feita a partir das suas folhas.

Para beber, prepara-se uma decocção a partir de folhas de arando; as folhas esmagadas são colhidas numa colher média (de sobremesa), deita-se 1 copo de água fria sobre a unipg e deixa-se repousar durante

10 horas. Depois de coar, consomem-se 3-4 colheres de sopa 4-5 vezes por dia.

As folhas de arando são vendidas às farmácias em escala industrial, individualmente e como chá coletivo. (Fig. 28)

Rp: Ynf. Fol Vitis ideae ex 30.0-200.0

Bochecho morno DS

para .

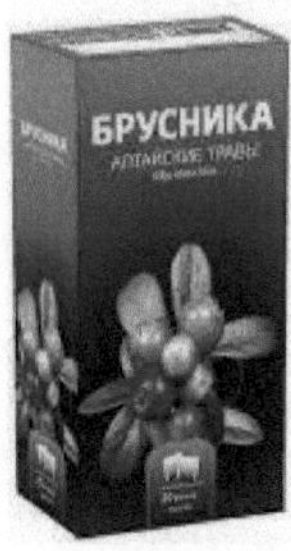

Figura 28

GULBADRANG - HIPERICUMPERFORATUML

(dalachop, chayot, sarikchoy, qizilpoycha, sheryop, russo - zveroboy, cossaco - sarbas, tajique - chaikakhak, sírio - sari heryop, persa - kiferiqun, árabe - kiferiqun).

A rosa-chá pertence ao grupo das plantas da família das herbáceas. É uma erva perene, por vezes anual, constituída por um arbusto ou um pequeno arbusto. A sua altura pode atingir 75 cm. O caule é múltiplo, a parte superior é ramificada. As folhas estão dispostas de forma oposta ou em círculo nos ramos. As flores são amarelas, agrupadas em cachos ou molhos. O seu fruto é uma vagem. A Gulbadrang encontra-se adaptada a diferentes condições em locais desde o sopé até à parte média da região montanhosa. A planta floresce em maio-agosto, e as suas sementes amadurecem em julho-setembro. (Fig. 29)

O produto medicinal da rosa mosqueta é a sua erva. Contém óleos essenciais, antocianinas, caroteno, uma grande quantidade de vitamina C (ácido ascórbico), cianeto, agentes aromatizantes, glicosídeos flavónicos; contém resina e oligoelementos.

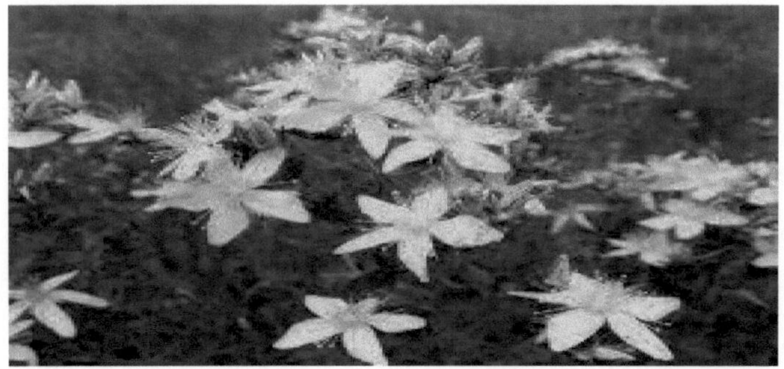

Figura 29

O alecrim tem sido utilizado como remédio para uma série de doenças desde os tempos antigos. Abu Ali ibn Sina utilizava a planta da rosa como analgésico, diurético e no tratamento de várias feridas e lesões.

Na medicina popular, os medicamentos feitos a partir da erva da roseira brava são recomendados para o tratamento de dores gastrointestinais e estomacais, inflamação do estômago, doenças do fígado, dos pulmões e do coração. Há informações de que as decocções feitas a partir de espécies de plantas deram resultados positivos no tratamento da gota, pedras nos rins, doenças vaginais e uterinas.

Os medicamentos à base de rosas são úteis para a gripe, a inflamação das amígdalas (angina), as dores nas pernas e nos ossos, bem como para a incontinência urinária nocturna (Fig. 30).

De acordo com RM Seredin, SD Sokolov, a tintura alcoólica de roseira brava (nastoyka) dá bons resultados no tratamento de doenças estomacais-intestinais, dores de cabeça e cólicas. Para este efeito, 15 g de erva de roseira brava seca são colocados num copo de vodka (ou álcool a 40%) e infundidos durante 10 dias, depois bebem-se 30 gotas 3 vezes por dia. Para suavizar as gengivas e eliminar odores desagradáveis na cavidade oral, enxaguar a boca diluindo a tintura de pepino com água.

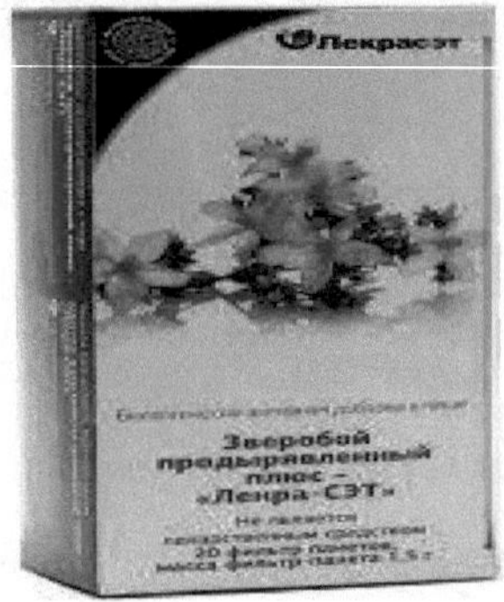

Figura 30

Uma decocção de roseira brava é preparada em casa da seguinte forma: deitar um copo de água a ferver num recipiente com a boca fechada, adicionar 10 g da parte moída da planta e infundir. Em seguida, flutua sobre a gaze. A infusão é bebida 2 a 4 vezes por dia após as refeições, uma colher de sopa. A tintura assim preparada é utilizada como diurético e desparasitante (K. Kh. Kholmatov, 3. H. Habibov, 1976).

O valor medicinal da roseira brava explica-se pelo efeito dos flavonóides de tipo tanino contidos na sua composição. Estes têm sobretudo um efeito anti-inflamatório e propriedades curativas. São também um fator de estancamento do sangue e de redução da carne.

À escala industrial, a imanina antibacteriana (antibacteriana) é obtida a partir da erva da roseira brava. O "Gulbad-rang oti" ("Trava zveroboya") também é produzido em caixas.

Na prática médica moderna, as preparações medicinais de roseira brava são utilizadas como sedativo, no tratamento da colite aguda e crónica, enquanto a droga é utilizada para queimaduras de grau II-III, inflamação da pele, doenças da cavidade oral (gengivite, estomatite). usado no tratamento. Além disso, na prática odontológica, as gengivas são tratadas com preparações de rosa mosqueta, gengivite; periodontite, neuralgia do nervo trigêmeo, a cavidade oral é enxaguada, os canais radiculares são tratados na periodontite. Além disso, juntamente com outros medicamentos, são preparadas pastas para o preenchimento dos canais radiculares na periodontite.

Rp: Colofónia 0,5

Novoimanina 0,5 Óxido de zinco 0,1 Subnitrato de bismuto 0,1

No MD Tigle, a colofónia é misturada com novocaína, sendo depois adicionados óxido de zinco e sub-nitrato de bismuto.

Pasta para selar canais radiculares de acordo com o método de S. Kosenko (1986).

Rp: T - gae Hyperici25 ml

DS Para esfregar nas gengivas 2 a 3 vezes por dia ou para enxaguar a cavidade bucal.

Rs. HerbaeHypericu100.0

DS Tomar 1 colher de sopa da erva, deitar sobre ela um copo de água a ferver e deixar repousar durante 30 minutos, depois enxaguar a boca.

Gulkhairi - **ALTHEAOFFICINALISL**

(Russo - altey lekarstvenniy, medicinal gulhayri, Tajique - guli hayrii drugi; Quirguiz - gulkair, dari gulkan; Turquemenistão - cherbne)

As espécies de Gulkhair (gulkhair medicinal, gulkhair arménio, gulkhair branco) são plantas medicinais que crescem nas condições do Uzbequistão. ocorre sem Geralmente crescem em pomares, lagoas, riachos, pântanos e como uma erva daninha entre plantas cultivadas, em jardins, em encostas de montanhas.

A espécie Gulkhairi é uma planta herbácea perene que pode atingir 1,5 m de altura. Os caules são simples ou múltiplos, erectos, não ramificados ou ramificados na parte superior. As folhas da parte superior do caule são inteiras, em forma de ovo, e as da parte média e inferior são trilobadas ou quíntuplas, dispostas em fila no caule. As flores da planta são cor-de-rosa ou brancas, agrupadas nas axilas das folhas, nas extremidades dos caules e dos ramos. O fruto é um fruto seco, achatado, redondo e cinzento. (Fig. 31)

Nas condições do Uzbequistão, a flor desabrocha em junho-agosto e o fruto amadurece em julho-setembro.

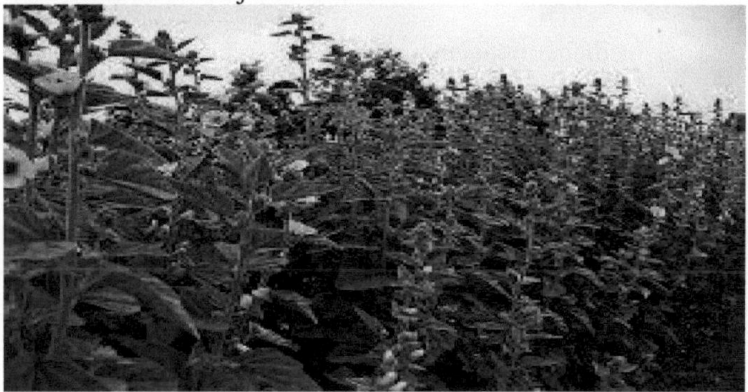

Figura 31

Como medicamento, utiliza-se a raiz da flor e, nalguns casos, a folha. Normalmente, as folhas são colhidas quando a planta floresce e secas à sombra. As raízes são desenterradas no outono e recolhidas, limpas do pó, lavadas com água fria e secas ao ar livre. Podem também ser secas a uma temperatura de 35-40°C em máquinas de secagem especiais à escala da exploração.

A raiz de Gulkhairi contém cerca de 35% de substâncias mucilaginosas, até 37% de amido, bem como açúcar, pectina, sais minerais e substâncias gordas.

Abu Ali ibn Sina recomendava o tratamento da tosse, da expetoração, das cólicas e das doenças renais com uma tintura feita a partir da raiz, da folha e das sementes de gulkhairi. Utilizava também medicamentos à base de açafrão como agente expetorante e anti-inflamatório.

Na prática da medicina popular, uma tintura preparada a partir das raízes da espécie gulkhairi é utilizada como emoliente, analgésico e medicamento expetorante para a tosse convulsa, constipação pulmonar, falta de ar, dores no peito (\ H. Kholmatov, 3. H. Habibov, 1976). Além disso, as drogas gulkhairi são usadas para disenteria, rim (quando a urina é difícil de passar), úlceras estomacais e duodenais, inflamação da garganta, diarreia infantil.

Os medicamentos à base de Gulkhairi têm efeitos suavizantes, anti-inflamatórios, expectorantes e analgésicos, para além de retardarem a absorção dos medicamentos administrados pela mesma via.

ajuda a prolongar o efeito do medicamento.

Na medicina científica, as preparações de gulkhairi são agudas Também é recomendado para laringite crónica, bronquite, gastrite crónica, úlcera gástrica e duodenal, enterite crónica, colite (colite), bem como envenenamento por ácidos e álcalis. É utilizado como tratamento externo e como bebida para dermatite, psoríase (ferro), eczema. Como medicamento externo, é utilizado para angina catarral, faringite aguda e crónica, estomatite, gengivite, bem como hiperidrose (P. Churalinov, 1979).

Para preparar uma tintura a partir da raiz da espécie gulkhairi, 10 g de produto triturado são vertidos num copo de água arrefecida e deixados durante uma hora. Depois disso, flutua-se na planta medicinal e usa-se para mastigar a cavidade oral ferida e inflamada.

Rp: Ynf. rad Althaeae ex 10.0 - 200 ml OS Para a sede na cavidade oral.

Espinheiro-alvar - CRATAEGUS L.

(Russo - boyarishnik, Tajik - zardan, juj, Quirguiz - hawthorn, Turquemenho - alyuch, Árabe - zagrur).1

O espinheiro-alvar pertence à família dos espinhosos e dos arbustos, que pertencem à família dos rododendros. A altura da planta pode atingir 8-10 m. As folhas grandes da planta são verde-azuladas, sem pêlos, com poucos pêlos na parte superior e inferior. O colo e a largura das folhas são quase do mesmo tamanho. A base é poniforme larga, dividida em 5-7 pedaços. As flores do espinheiro, consoante o tipo, são brancas, cor-de-rosa e, na maioria dos casos, dispostas em inflorescências complexas em forma de escudo. Dependendo do tipo, os frutos podem ser vermelhos, amarelos, perfumados e saborosos. (Fig. 32)

O espinheiro floresce em junho e os frutos amadurecem em setembro. O diâmetro do fruto é de 15-18 mm, o diâmetro do fruto de alguns tipos de espinheiro pode atingir 3 cm. O fruto tem duas ou três sementes.

Existem cerca de 100 tipos de espinheiro, cinco tipos de espinheiro estão registados no Uzbequistão, crescem em quase todos os campos distritais da nossa república a uma altitude de 1000-2600 m acima do nível do mar.

cresce isoladamente, em tufos em pequenas encostas de cascalho, ou forma bosques de espinheiro.

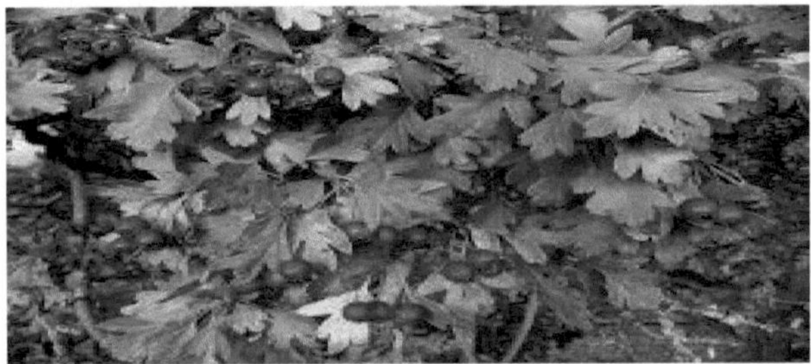

Figura 32

As flores e os frutos do espinheiro são produtos medicinais. Os frutos do espinheiro contêm 20% de açúcar, 8% de gordura, flavonóides (hiperazida, quercetina, vitexina), fitoesteróis, colina, acetilcolina, agentes aromatizantes, caroteno, vitamina C, ácidos orgânicos, crateginas. A presença de vitaminas V, V2, RR e E em alguns tipos de espinheiro que crescem nas condições do Uzbequistão.

As flores de espinheiro contêm cerca de 0,16% de óleos essenciais entre algumas das substâncias mencionadas acima.

Na medicina popular, a flor de espinheiro é utilizada como uma bênção de cura para a fadiga mental e física, insónia, dores à volta do coração. Melhora a atividade das glândulas mamárias.

Abu Ali ibn Sina recomendou o fruto do espinheiro como remédio para a diarreia.

Na medicina popular de Altai, o espinheiro vermelho é útil para tonturas e perturbações nervosas. c

Na medicina popular francesa, os medicamentos à base de frutos, flores e folhas de espinheiro vermelho são utilizados como sedativos, anti-espasmódicos e estimulantes do coração. A casca retirada dos ramos jovens da planta no início da primavera é considerada uma cura para a malária e a diarreia.

Na medicina popular alemã, as flores e os frutos do espinheiro são úteis para o coração fraco e para a circulação sanguínea no coração.

Na Áustria, as tinturas, tinturas e extractos feitos à base de flores e frutos de espinheiro são utilizados como um medicamento que dilata os vasos sanguíneos do coração e baixa a tensão arterial.

Na Polónia, os medicamentos à base de espinheiro são úteis em caso de hemorragia cerebral, aterosclerose e perturbações nervosas.

Na prática médica moderna, os medicamentos à base de espinheiro vermelho são recomendados para a insuficiência cardíaca, a hipertensão, o aumento da tensão arterial, a angina de peito, a agioneurose, a arritmia, a taquicardia paroxística, a aterosclerose geral, as neuroses associadas ao clímax.

Na prática dentária, as preparações de espinheiro são recomendadas como sedativo em procedimentos gerais relacionados com o tratamento da periodontite e como agente dessensibilizante em casos de alergias.

será feito. As preparações de Hawthorn são consideradas uma ferramenta útil para a inflamação do palato.

À escala industrial, as flores de espinheiro são embaladas em caixas individuais e é produzida uma tintura de álcool, que é incluída nos chás. O espinheiro tem uma quota-parte nas preparações cardiológicas.

Em casa, pode fazer uma tintura de flores de pilriteiro da seguinte forma: coloque 5 g (1 colher de sopa) de flores de pilriteiro esmagadas num recipiente esmaltado, adicione 200 ml (1 chávena) de água fervida quente, deixe engrossar e coloque a água a ferver num "banho" durante 15 minutos. Em seguida, arrefece-se à temperatura ambiente (15 minutos) e filtra-se. O produto deixado na gaze é espremido e o sumo é extraído. Adiciona-se água fervida até que o volume total da infusão seja de 200 ml. A infusão é bebida 2 a 3 vezes por dia durante meio copo, 30 minutos antes das refeições.

Rp: YnF. Grataegi ex 20.0 - 200 nil

DS 3 refeições a partir de meio copoé bebido antes de

Rp: Extr. Grataegi fluido! 25 ml

DS 20-30 gotas em meio copo de água

colocar e beber 3 vezes por dia antes das refeições.

Rp: T - gae Grataegi25 ml

DS Colocar 40 gotas em meio copo de água,

beber 3 vezes por dia antes das refeições.

PIMENTA MOÍDA--ARMOR ACIA RUSTICANA (LAM).

(Russo - khrenobiknovenniy, Cazaque - zhavjapra, Quirguiz - cascos).

O pimento é uma planta herbácea perene pertencente à família das crucíferas, cujo comprimento pode atingir 50 cm a 150 cm. As folhas pré-enraizadas são grandes, oblongo-ovais, dispostas em fila no caule, com a ajuda de bandas longas e curtas. A maior parte das folhas são plumosas. As flores estão reunidas num disco invisível, em forma de telha. O fruto é uma vagem, cada célula contém 4 sementes.

Nas nossas condições, o pimentão floresce em junho-julho, normalmente não produzindo sementes.

O pimento selvagem encontra-se na Europa, no Cáucaso e na Sibéria. Por vezes, pode ser encontrada em locais secos, entre culturas e ervas. Nas repúblicas da Ásia Central cultiva-se muita pimenta.

A raiz de pimenta moída é utilizada como especiaria picante e como agente medicinal.

A raiz do pimento contém glicosídeo, enzima mirosina, substância antibiótica proteica - lisozima, fitócitos, óleos essenciais, vitamina C, hidratos de carbono, alcalóides e outras substâncias.

A raiz de pimenta moída é geralmente desenterrada no outono e armazenada na areia.

Há muito que a pimenta é adicionada a vários pratos e produtos como um agente aromatizante pungente e tem sido recomendada como remédio para uma série de doenças.

Na prática da medicina popular, a pimenta moída é utilizada no tratamento da obstipação crónica, sendo também recomendada como meio de estimular o apetite e melhorar a atividade intestinal. . A tintura alcoólica (nastayoka) preparada com base na raiz da pimenta tem um efeito eficaz no tratamento da malária, melhorando o metabolismo nos órgãos, bem como no tratamento de várias doenças de pele. Para este efeito, a tintura alcoólica feita a partir de pimenta moída é consumida sob a forma de gotas.

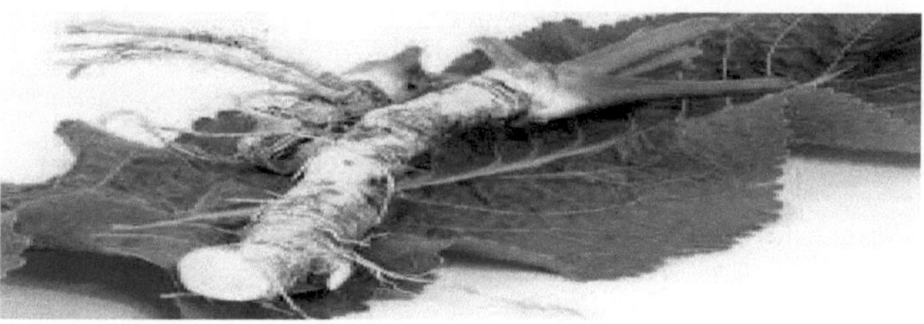

Figura 33

Uma vez que a pimenta aumenta a secreção de suco gástrico, recomenda-se a sua ingestão antes das refeições no tratamento da gastrite hipoácida e para aumentar o apetite. Para este efeito, mistura-se uma colher de chá de raiz de pimenta moída com açúcar ou mel e consome-se.

A papa de raiz de pimenta moída é comprimida para dores de cabeça, dores de dentes - aplicada ou enfaixada. Em doenças associadas a inflamações ou constipações, a boca e a garganta são lavadas com tintura feita de raiz de pimenta moída. As feridas e os ferimentos de cicatrização lenta e difícil são lavados ou utilizados como compressa.

A pimenta pode ser utilizada para aliviar a fadiga física e mental, o que dá energia ao corpo humano.

Também há acções com pimenta no capítulo de Khushruyash. Tem um efeito positivo na remoção de manchas no rosto, pontos negros, bem como na pele queimada pelo sol.

Uma decocção feita a partir da raiz da planta tem propriedades diuréticas e, se a papa for aplicada no corpo, aquece a pele e alivia as dores ao fazer circular o sangue.

A medicina popular pode ser utilizada para tratar a micose da seguinte forma. Para este efeito, recomenda-se tomar uma colher de chá de papa de raiz de pimenta moída, juntá-la a um copo de cerveja ou vinho e beber uma colher de chá três vezes por dia.

Os alimentos preparados com pimenta moída são normalmente armazenados durante muito tempo, porque a pimenta moída não permite o crescimento de micróbios, as suas propriedades fitocidas mostram o seu efeito.

A pimenta também pode ser utilizada adequadamente em medicina dentária, uma vez que a lisozima nela contida tem a capacidade de matar bactérias saprófitas. Se a cavidade bucal for lavada diluindo o sumo da raiz de pimenta moída com água (proporção de 1:10), a inflamação das membranas mucosas. e tem um efeito curativo na inflamação das glândulas da próstata.

Para preparar a tintura de pimenta moída, deita-se 1 colher de chá de produto ralado em 1 copo de água e deixa-se em infusão durante 2 horas. Depois, lava-se e enxagua-se a cavidade bucal.

NOGUEIRA - JUGLANS REGIA L.

(Russo - Orex Gresky, Cazaque - Jangak, Tajique - Chummok, Chormagz, Turquemenho - Goz, Persa - Girdagon, Árabe - Javiz).

A nogueira é uma árvore ramificada e alta, pertencente à família das nogueiras, cuja altura pode atingir 35 m. O aspeto geral do fruto é esférico ou piramidal largo (ehrom). (Fig. 34-35)

As folhas são complexas, com grandes penas ímpares, a parte central é longa, em forma de ovo. A árvore floresce quando sai. As flores são pequenas, unissexo. As flores do pai são recolhidas num cesto. As flores da mãe são colocadas isoladamente ou até 5 em ramos anuais. Floresce em abril e no início de maio, e os frutos amadurecem em meados de setembro. O fruto é um fruto com uma semente (noz). As nozes distinguem-se pelo tamanho do fruto, a espessura da casca, a plenitude, a quantidade de gordura no miolo e os diferentes tempos de maturação. \

A nogueira cresce naturalmente nas montanhas do Cáucaso, da Ásia Central, do Irão e do Afeganistão. A noz, de acordo com os dados actuais,

Na Ásia Central, existem grandes pomares de nogueiras nas encostas meridionais do Quirguizistão, que cobrem mais de 30 000 hectares. A superfície total dos pomares de nogueiras do Uzbequistão é de 18 000 hectares. Encontram-se em abundância nas encostas das montanhas Chotkal, Pskom, Korjantog, Hisar e Zarafshan da nossa república.

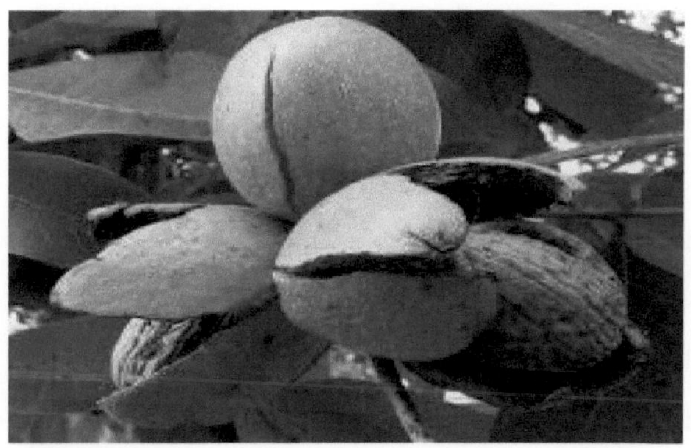

Figura 34

O miolo, a casca e as folhas da nogueira são produtos medicinais.

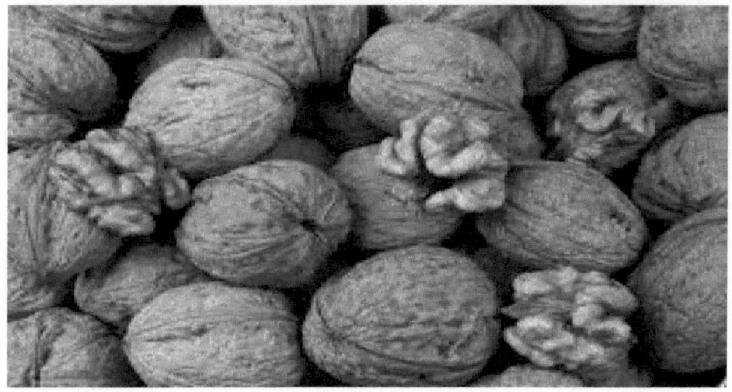

Figura 35

As nozes contêm 66,9-82,8% de gordura, 21% de proteínas, cerca de 7% de hidratos de carbono, caroteno, vitaminas C, E, R, grupo V, ferro e sais de cobalto.

A casca azul da noz contém 25% de tanino, 12% de tanino na folha e até 0,1% de óleo essencial. As folhas contêm juglon, hidrojuglon de oxidação rápida, flavonoide hiperosídeo, glicosídeos quercetina, kaempferol, 4-5% de vitamina C, bem como vitamina R, 33% de caroteno, óleos essenciais, aromatizantes e outras substâncias. O Yuglon tem propriedades bactericidas.

A pele verde da noz contém até 3% de vitamina C, 25% de aditivos e hidrogénios.

Abu Ali ibn Sina recomendou que se pingasse sumo quente de folhas de nogueira quando o interior da orelha estivesse a supurar. Disse que uma decocção feita de cascas de noz pode ser utilizada para parar a hemorragia do útero e afastar os vermes.

Na prática da medicina popular, a noz é utilizada como remédio para muitas doenças. O sumo de casca de noz crua é utilizado no tratamento de doenças como o eczema, a sarna e a dermatose.

O miolo da noz acaba de ferver o leite. Durante este período, o seu teor de vitaminas aumenta. Por esta razão, os concentrados vitamínicos são obtidos à escala industrial a partir do fruto verde da noz.

O banho fervido (obzan) preparado à base de folhas de nogueira é útil para a gota, belangi, muchal (raquitismo) e doenças de pele.

Os medicamentos feitos a partir de nozes são recomendados como tratamento externo no tratamento de úlceras causadas por mercúrio, gengivas soltas.

Uma mistura de óleo de miolo de noz fresco e melaço, ou uma combinação de melaço de miolo de noz, tem sido utilizada desde a antiguidade como anti-helmíntico. O óleo de noz (yogi) tem um efeito positivo nas doenças dos cálculos urinários.

De acordo com os dados, a tintura preparada com base em folhas de nogueira tem uma cura para doenças do estômago, intestinos e pele, bem como para pessoas que sofrem de diabetes.

Os produtos medicinais de nogueira (folhas não ligadas, nozes, casca de mirtilo) têm propriedades antirrugas, anti-inflamatórias, bactericidas e fungicidas.

As decocções preparadas à base de folhas de nogueira e de frutos de gora são recomendadas para a hipovitalémia, hemorragia das gengivas e diátese hemorrágica (a cavidade oral lateja, cola-se às gengivas). A tintura de folhas de nogueira tem um efeito positivo quando utilizada como elixir bucal para a inflamação das amígdalas (angina) e gengivite.

As soluções de óleo ou álcool feitas a partir das cascas azuis das nozes são utilizadas para tratar as "bolsas" das gengivas na periodontite.

Para preparar a tintura de nogueira em casa, tomar 1 colher de chá de folhas de nogueira secas e em pó e infundir 1 chávena de água a ferver. Depois de a infusão ter arrefecido, filtra-se através de um pano de algodão, extrai-se o sumo e toma-se 3-3 vezes por dia.

Beber 1 colher de sopa 4 vezes. A lavagem da boca pode ser feita com gotas.

Para preparar uma tintura de óleo, tomam-se 50-80 g de folhas frescas de nogueira (depois de trituradas), misturam-se com 300 g de óleo de girassol aquecido e arrefecido e infundem-se à temperatura ambiente durante 20 dias (RM Seredin, SD Sokolov, 1973) .

Para preparar as folhas da nogueira como produto medicinal, as folhas da planta são colhidas na altura da floração e secas em locais abrigados do sol.

BÉRBERIS- BERBERISWILGARIS L

(Russo - barbaris, Árabe - ambaribaris, Tajik - zilkikhor)

Zirk é um grupo de arbustos pertencentes à família zirk, eles crescem em nosso país na forma de zirk preto (zirk preto) e zirk vermelho (fotos 36-37).

São registados 160 tipos de zircão. A altura da planta pode atingir 4 m, as folhas são finas, em forma de gota, com 2-6 cm de comprimento, o bordo é reto ou os ramos são de cor cinzenta, as flores são amarelas, formando uma flor em bola

A planta é arbustiva, com espinhos afiados. O fruto é de cor púrpura escura e é mais comprido. Os frutos amadurecem entre a segunda quinzena de agosto e o final de setembro. Após a floração, as folhas são recolhidas e secas à sombra. Quando o fruto está completamente maduro, é colhido e seco ao sol ou obtém-se o sumo sem secagem. A polpa destes frutos de zirk é por vezes designada por "karakand".

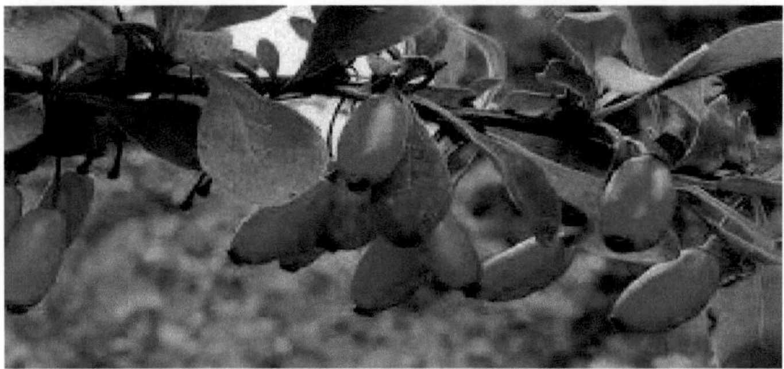

Figura 36. Zircónio vermelho

Existe também um zirk vermelho na natureza, cujo fruto é vermelho. O zirk vermelho também é cultivado como arbusto em jardins e parques nas regiões de estepe florestal da parte europeia da Rússia, Ucrânia, Bielorrússia, Moldávia .

A raiz, as folhas e os frutos desta planta, vulgarmente conhecida como zirk, são produtos medicinais.

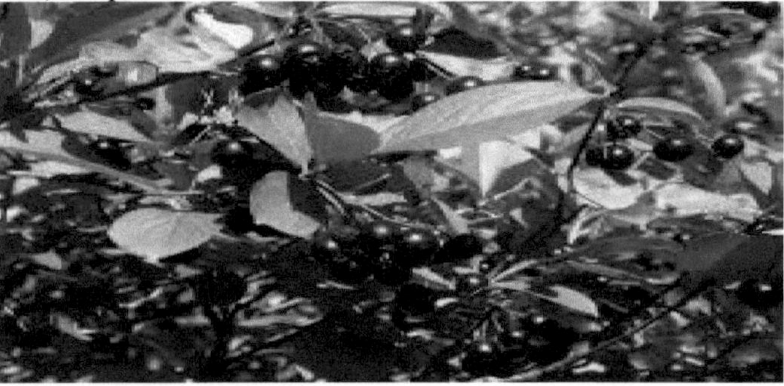

Figura 37. Zircónio preto

O fruto do zircão preto contém vitamina C (250 mg), ácidos orgânicos (málico, limão, oxalato), substâncias de qualidade colina, açúcar, sais minerais e outras substâncias úteis.

Na prática da medicina popular, o fruto da groselha preta é utilizado como meio de reduzir a temperatura e matar a sede, bem como em perturbações nervosas (neurastenia) e em doenças relacionadas com a diarreia. Além disso, os frutos da groselha preta são recomendados como estimulante do apetite, estimulante cardíaco, cicatrizante de doenças do fígado, antipirético e anti-inflamatório. Os medicamentos feitos a partir de frutos de groselha preta estão entre as fontes naturais de alívio da dor em doenças associadas a constipações e cálculos da vesícula biliar.

A tintura alcoólica (nastoyka) preparada com base nas folhas de sedum preto, para além de ser um medicamento anti-inflamatório e para estancar o sangue, estreita os vasos sanguíneos, acelera o fluxo sanguíneo, aumenta a secreção biliar e contrai os músculos uterinos (A. Altimishev, 1976).

As preparações medicinais de sorgo comum (Berberis vulgaris I) são utilizadas como adstringente, agente hemostático para catarro, estomatite e S - hipovitaminose. Para este efeito, prepara-se uma tintura tomando meia colher de sopa de casca ou raiz de sorgo comum esmagada, deitando sobre ela um copo de água a ferver e bebendo 2 copos por dia sem a tintura, dependendo da necessidade. A cavidade oral é lavada com uma tintura feita de folhas de zircónio.

(Figura 38)

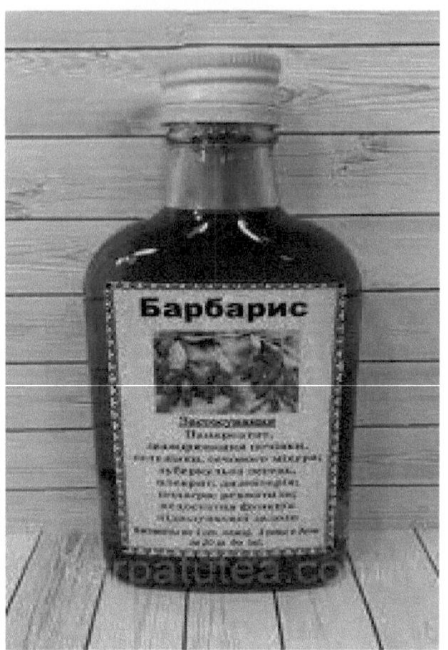

Figura 38

Rp: T - gae fol Berberis 50 ml
DS 1 colher de chá 1 chávena de água morna misturada com estomatite em k a sallig i espaço bucal enxaguado ou 25-30 gotas 3 vezes por dia C - em hipovitaminose ele bebeu .
Rp: Ynf Fol. Berberis ex 5.0--200ml DS Enxaguamento do espaço oral para

LINHO - LINUMHUM I LEMILL.

(Russo - lenkudryash, Cazaque - зигир, Tajique - загир)

O Zngir pertence à família das plantas herbáceas anuais e perenes (por vezes arbustivas) pertencentes à família das sementes de linho. Existem cerca de **300** tipos de linho registados em fontes científicas. Encontram-se em climas subtropicais e temperados de todos os continentes. Algumas destas espécies selvagens crescem no nosso país. O linho ocupa um lugar especial na economia nacional, e algumas delas são utilizadas como plantas oleaginosas e fibrosas.

O tipo de linho oleaginoso cultivado no Usbequistão é uma planta de 30-70 cm de altura, com caule ereto, cilíndrico e ramificado. A folha é em forma de fita ou linear, com uma ponta afiada, e está localizada numa fila sem uma faixa no caule e nos ramos. As flores, de cor azulada, são únicas na extremidade dos ramos. A planta floresce em abril e amadurece em junho-julho. As sementes têm forma de folha e estão dispostas em vagens de 10 unidades. (Fig. 39)

As sementes de linho contêm 30-42% de gordura, caroteno, glicosídeo de linamarina, mucilagem, proteínas e outras substâncias que secam durante o processo de construção. O óleo de linhaça contém glicéridos de ácidos linolénico, linoleico, oleico, palmítico e esteárico. Existem compostos de elevado peso molecular nas vagens das sementes, que se decompõem em linocafeína e linocinamarina quando hidrolisadas.

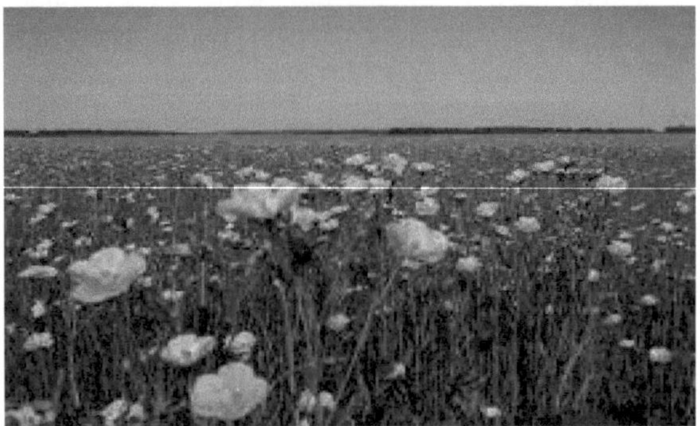

Figura 39

Abu Ali ibn Sina recomendou a linhaça torrada para o tratamento de tosses angustiantes e doenças do estômago (diarreia e outros tipos). Além disso, é prescrito sentar-se numa decocção feita de sementes de linho quando há inchaço no útero e nos intestinos, e em casos de cancro dos rins e doenças da bexiga. Recomendou que se colocassem sementes de linho esmagadas em espetos e batatas fritas. (Fig. 40)

Na prática da medicina oriental tradicional, as sementes de linho são recomendadas como uma pomada que dissolve os factores medicinais, limpa e suaviza. O muco preparado à base de sementes de linho (o produto formado quando as sementes são colocadas em água a ferver e infundidas) deve ser pingado ou esfregado nos olhos avermelhados. Beber uma pequena quantidade de sementes de linhaça limpa o peito e ajuda o inchaço a desaparecer . Se tomadas diariamente na quantidade de meio maschal, as sementes de linho aliviam as dores intestinais, actuam como diurético e diurético e ajudam a aumentar o fornecimento de leite das mães que amamentam.

Na medicina popular, uma decocção feita a partir de sementes de linho é utilizada para o estômago (gastrite, úlcera péptica), inflamação das amígdalas (angina), tuberculose, tuberculose pulmonar (a decocção é consumida com leite) e é utilizada em doenças renais.

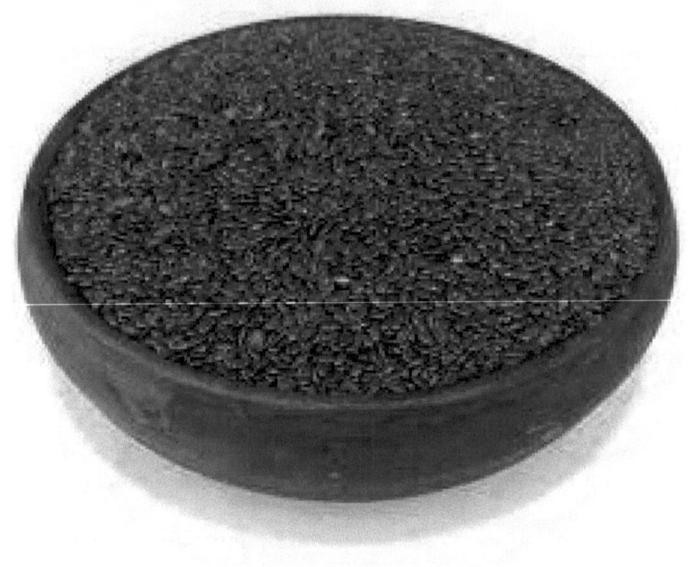

Figura 40

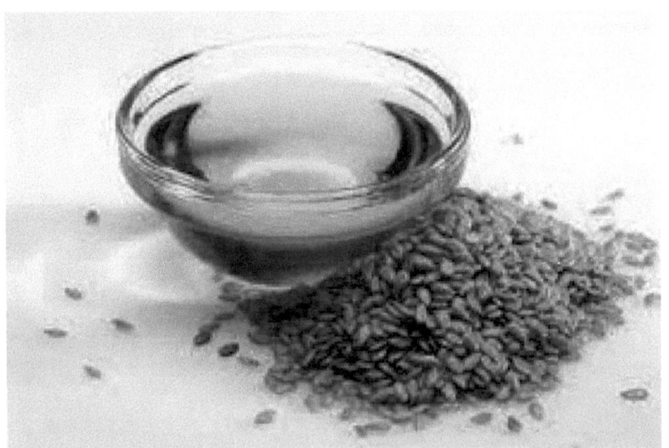

Figura 41

.

Na medicina científica, o líquido obtido a partir de sementes de linho é utilizado como emoliente e emoliente. Reduz a dor das substâncias medicinais activas. Uma pomada feita de sementes de linho também é bebida para o tratamento de úlceras estomacais e intestinais. Além disso, este medicamento é recomendado para beber quando o trato respiratório é envenenado com substâncias cáusticas. É também utilizado para determinar os efeitos a longo prazo de certos solutos.

Na prática médica, as sementes de linho são utilizadas externamente como compressas e vaporização (priparka) para inflamações locais. Estas ligaduras à base de pomada de linho reduzem a evaporação, ajudam a secar os tecidos e têm um efeito positivo. Recomenda-se que as sementes de linho sejam tomadas como uma bebida ligeira. O óleo é aplicado quando a pele queima. À escala industrial, o medicamento "Liietol" feito a partir de óleo de ghee é utilizado para o tratamento e prevenção (profilaxia) da aterosclerose . Além disso, dá um resultado positivo em radiações e queimaduras.

Em medicina dentária, o óleo de linhaça é utilizado como agente anti-inflamatório, ajuda a cicatrizar feridas e ajuda a regenerar as membranas mucosas da cavidade oral.

Devido à sua capacidade de endurecer e formar uma película elástica, o óleo de linhaça é utilizado na preparação de ligaduras de endurecimento rápido para o tratamento de doenças periodontais. (Figura 41)

Rp: Dez. Seminis Lini ex 10.0 - 300.0

DS 3-4 vezes por dia espaço bucal

destaque para.

KALANKHOI (SEMIZO'T) - KALANCHOEPINNATALAM.

(fatty, Russian - kalanchoi peristoe, feathery kalanchoi)

Kalankhoi é uma planta perene na categoria de suculentas. Tem botões constituídos por uma armadura de placas de folhas. Um novo espécime de planta pode ser cultivado a partir destes botões.

A pátria de kalanchoi é a África do Sul, México , países costeiros do Mediterrâneo . (Fig. 42) No nosso país, o kalanchoi é cultivado como planta de paisagem em casas, bem como em estufas especiais, das quais o sumo de kalanchoi é obtido à escala industrial.

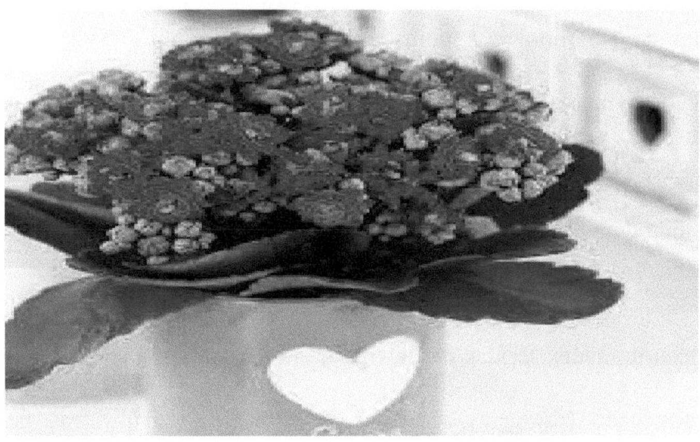

Figura 42

O produto medicinal de Kalanchoe é um caule de folhas.

o caule contém polissacáridos, ácidos orgânicos (málico, tartárico, limão), enzimas (desidrase, caboxilase dos ácidos tartárico e acético), flavonóides, vitamina C, R, sais minerais, catequinas.

O sumo de Kalonhoi limpa as feridas , limpa as feridas do tecido necrótico, acelera a regeneração da pele ferida .

O sumo de Kalanchoe é utilizado para reparar feridas de difícil cicatrização (trophicheskaya yazva). Além disso, em doenças graves, tais como feridas varicosas, pós-tromboflebite e pós-traumáticas, o sumo de kalanchoe é polvilhado nas áreas danificadas e é colocada uma gaze com 4 camadas. É de notar que o guardanapo deve cobrir a ferida .

O sumo de Kalonhoi e a pomada de kalonhoi são utilizados em cirurgia. A pomada é preparada na altura certa. A pomada pode ser preparada da seguinte forma . Mistura-se e prepara-se lanolina anidra 60 g, sumo de kalanchoi 40 ml, furazolidona 0,25 g, novocaína 0,25 g.

O sumo e a pomada de Kalon kho são utilizados em processos necróticos de anéis, feridas na barriga da perna, na reparação de um local esmagado (prolegia) ao deitar-se, bem como é utilizado no cuidado da pele.

é amplamente utilizado em medicina dentária devido às suas propriedades anti-sépticas e anti-inflamatórias, limpando feridas e feridas de tecido necrótico e de rápida regeneração.

O sumo de Kalonkhoi é utilizado como bochechos, (revestimento, aplicação) e sob a forma de aerossol inalação. A inalação deve estar a cerca de 37°C antes de o sumo ser fermentado. A pomada espessa é utilizada nalgumas formas de periodontite (lanche, lasca e abcesso). (Para isso, após a abertura do abcesso, injecta-se primeiro óleo de pepino no espaço. Mantém-se durante 15 minutos e depois aplica-se a pomada kalanchoi.

O sumo e a pomada de Kalanchoe são utilizados na gengivite catarral e ulcerosa, na estomatite aftosa crónica recidivante e na periodontite.

Rp: SucciKalanchoes ICO ml

DS Mucosa lesionada na cavidade oral

apliques em cortinados lisos .

Rp: Succi Kalanchoes 5 ml D. td #5 em ampola

S. Boca no espaço muco para a aplicação do chão a fim de.

Rp: Un Kalanchoes 20.0

DS Tish - "bolsas" das gengivas pato

para tratar o abcesso no estado lógico.

IGIR - ACORUSCALAMUSL.

(Russo - air bolotnik: Cazaque - andiz, persa - susizard, árabe - udilvan, vaj).

O Igir é uma planta perene pertencente à família Agasea, que cresce até 1 m de altura. O rizoma é espesso, ramificado e composto por muitas raízes. O eixo floral é verde, ereto, não ramificado, com três lados, sem folhas, um lado serrilhado e o outro translúcido, com 60-120 cm de comprimento. As flores são amarelas, reunidas num pedúnculo.

O fruto é um fruto oblongo, com várias sementes, de cor vermelha escura. A planta floresce de finais de maio a junho. (Fig. 43)

O continente asiático é considerado a terra natal do igir. No vale de Zarafshan, perto de Samarcanda, nas margens de Karasuv e Afrosiyab, nos rios e lagos da região de Khorezm, bem como em charcos e pântanos

cresce no chão.

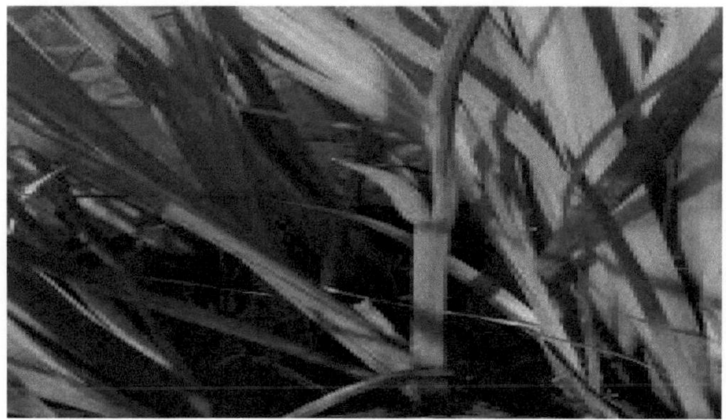

Figura 43

O rizoma é um produto medicinal. Contém óleos essenciais, acorina, resina de glucósido amargo, cola, até 25% de amido, fito-sabores, alcaloide calamina, aditivos. Azorona, azarilaldeído, calamina sesquiterpénica, eugenol, cânfora e outras substâncias podem ser encontradas na forma cristalina até 73% dos óleos essenciais de Igir. (Fig. 44)

Ibn Sina recomendou medicamentos preparados a partir do caule da raiz de mil-folhas para dores intestinais, doenças do fígado e dos rins, bem como para infecções do trato urinário.

Na prática da medicina popular, a tintura, a decocção e a tintura de álcool (nastayoka) preparadas a partir dos rizomas de mil-folhas são utilizadas como inibidor de apetite, redutor da febre, dor no peito e remédio para a tosse. Os medicamentos à base de Igir são utilizados para lavar feridas malignas e feridas em doenças infecciosas. A raiz shabat é conhecida como um fator que restaura o poder dos olhos e melhora a memória.

Na medicina científica, os rizomas são utilizados sob a forma de pó, sob a forma de decocção e como outros tipos de medicamentos (óleos essenciais puros, nastoyka, extrato) no tratamento do apetite, de doenças gastrointestinais e da falta de suco gástrico. É recomendado para gastrite, ecterocolite, doenças da vesícula biliar, hepatite, colecistite e cálculos renais. É útil beber o pó do rizoma quando o soro de leite é fervido. Por vezes, as preparações de Igir são utilizadas para melhorar o funcionamento do sistema nervoso central e para expulsar a bílis e a urina. O pó do caule da raiz de Igir foi incluído nas preparações de vikalin e vicair para o tratamento da úlcera gástrica.

Devido às suas propriedades anti-inflamatórias, efeito analgésico e antissético, o medicamento é recomendado para glossite, gengivite, periodontite, processos inflamatórios das membranas mucosas da cavidade oral, alveolite...

Para o efeito, utiliza-se uma tintura à base do rizoma. Para isso, toma-se 1 copo de água por 1 colher de sopa de rizoma esmagado.

Rp: Ynf. Rhiz Calami 15.0- 100.0

DS Para gargarejar a boca .

VIOLETA-VIOLA BORBOLETA V. TRICOLOR L

(Russo - fialka trexsvetnaya (violeta tricolor) anyutini glazki, Cazaque - porajay) violeta)- flores de maracujá - fiolaceae

Flor borboleta (uma planta anual, bienal ou perene que pertence à família das borboletas. A altura é de cerca de 10-25 cm. O caule é ramificado, ereto ou ascendente: as vagens são lanceoladas. As folhas são simples, com folhas suplementares. O caule e os ramos são rematados com uma cor púrpura, e os três inferiores são amarelos. (Fig. 44)

A planta pode florescer de abril até ao final do outono.

A borboleta pode ser encontrada na parte europeia da Rússia em zonas florestais, campos, prados e entre arbustos. Devido à sua flor atractiva e bonita, é agora amplamente cultivada como flor de paisagem.

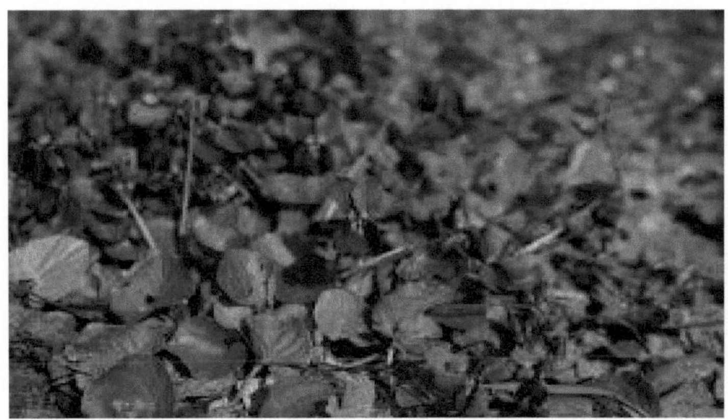

Figura 44

Os produtos medicinais da borboleta são a sua parte acima do solo. Normalmente, quando a planta floresce, a sua parte superior é cortada e espalhada num local fresco para secar.

O produto Butterfly contém rutina; a violaquercetina contém flavonóides. Contém 9,5% de mucilagem, 6,2% de ácido urosol, carotenóides, vitamina C, ácido salicílico, óleos essenciais, glicosídeos de antocianina e saponinas.

Na prática da medicina popular, as tinturas e decocções feitas de borboleta são recomendadas como agentes anti-inflamatórios para a inflamação do estômago (gastrite). Os medicamentos preparados à base de erva-borboleta também são utilizados como expetorante para infecções do trato respiratório. É recomendado para o eczema infantil e outras doenças de pele e como diurético .

Na medicina popular búlgara, os medicamentos preparados a partir da erva borboleta são tomados como um agente diaforético e anti-inflamatório .

De acordo com as informações fornecidas por D. Iordanov, P. Boychinov e P. Nikolov, as preparações de kapulakgul são eficazes em erupções cutâneas, feridas purulentas, prurido, aterosclerose; também recomendado como um fator de condução si y dik. Quando as vias respiratórias estão frias (tosse convulsa, asma brônquica , em caso de inflamação da bexiga, bebe-se tintura de borboleta.),

Utilizado como expetorante, supressor da tosse e supressor do apetite. É recomendado para dores relacionadas com a inflamação do trato intestinal, doenças renais e do trato urinário , como tratamento externo para dermatite alérgica e eczema .

As propriedades anti-sépticas, anti-inflamatórias e dessensibilizantes das preparações de borboleta são adequadamente utilizadas em medicina dentária. Em particular, serve como um medicamento para a inflamação das membranas mucosas da cavidade oral, periodontite e hipovitaminose C. O sumo fresco da planta é utilizado no tratamento da estomatite aftosa.

Em casa, prepara-se uma tintura da erva borboleta da seguinte forma: Deita-se 200 ml (1 chávena) de água a ferver sobre 5 g (1 colher de sopa) do produto à base de ervas e coloca-se num "banho" de água a ferver durante 15 minutos. Em seguida, arrefece-se à temperatura ambiente durante 45 minutos e filtra-se através de um pano de algodão. A tintura resultante é bebida 3-4 vezes por dia num quarto de chávena. Esta tintura também pode ser utilizada sob a forma de cataplasma, uma ligadura húmida (pri mochka).

Rp: HarbaeViolaetricoloris 100.0

DS 1 colher de chá em 1 copo de água a ferver

Depois de arrefecer, beber ao longo do dia .

COUVE -BRASSICAOTERACEAL

(Russo - kapusta ogorodnaya (belokochannaya): sab zavot karam, Turquemenistão - bakja kerem).

A couve pertence ao grupo das plantas hortícolas anuais e bienais que pertencem à família das crucíferas. Existem normalmente tipos de couve como a couve branca, a couve de cor, a couve lombarda, a couve-de-bruxelas, a couve chinesa, a couve nabo, a couve-pedra e a couve de folha. A couve está amplamente distribuída entre eles e é cultivada como legume no Uzbequistão .

A couve branca é uma planta de dois anos, cinzento-esverdeada, as folhas são grandes, as inferiores são carnudas e as superiores não. No primeiro ano da planta, o caule é curto e a raiz forma as folhas da frente. Estas são densamente colocadas umas sobre as outras e envolvem a couve. O caule cresce no segundo ano.

A planta forma uma bráctea amarela pálida com quatro pétalas. O fruto é uma vagem que se abre quando está maduro. As sementes são esféricas, com 2 mm de diâmetro. (Figura 45)

A couve é utilizada como legume na preparação de vários pratos, saladas e conservas. A couve é também utilizada para curar uma série de doenças.

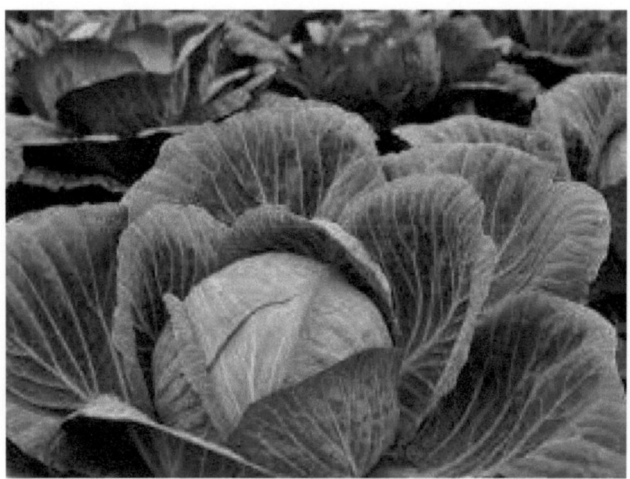

Figura 45

As folhas de couve contêm 2,6-5,7% de açúcar, 1,1-2,3% de proteínas, vitamina C (70 mg), Bj V2, B R,' caroteno, ácido pantogénico, bem como potássio (185-375 mg, armazena sódio até 13 mg), cálcio (46 mg), magnésio (até 13 mg), fósforo (até 78 mg), enzimas e aminoácidos. As folhas de couve-amarela também contêm glicosídeos que preservam o enxofre.

Na prática médica, as úlceras do estômago e do intestino são tratadas com sumo de couve. A vitamina U (cloreto de metilmetionina-sulfónio) presente nas folhas de couve é apontada como um agente anti-úlcera (fator). Esta vitamina, metilmetionisulfónio, tem um efeito especial na membrana mucosa do estômago e tem propriedades curativas. Para este efeito, recomenda-se a ingestão de sumo de couve três vezes por dia durante 3-4 semanas.

De acordo com as informações fornecidas pela AD Turova, o sumo de couve nas observações dos clínicos

s é perfeito, dá resultados positivos na colangiohepatite, a dor à volta do fígado diminui, o desconforto hepático diminui.

O sumo de uva seco é utilizado no tratamento da aterosclerose. O ácido tartrónico contido na couve previne a obesidade. A couve contém uma pequena quantidade de açúcar, pelo que pode ser adicionada à dieta de pessoas com diabetes .

A couve tem sido utilizada na medicina popular desde a antiguidade. Em particular, os antigos médicos romanos recomendavam a couve como um fator que fortalece o corpo humano, torna os órgãos resistentes a várias doenças e previne o sono.

Na medicina popular russa, a couve esmagada ou azeda é recomendada como um remédio natural que melhora a digestão dos alimentos e impede o desenvolvimento do escorbuto . Como laxante suave, dá bons resultados na doença ulcerosa (colite).

O sumo de couve fresca misturado com açúcar é utilizado para constipações do trato respiratório superior, iterícia, doenças do baço.

O repolho também pode ser usado comercialmente para doenças de pele . Por exemplo, quando a pele está inflamada, queimada, lat usada ao comer. Uma folha de couve fresca é aplicada na área dolorosa como um remédio para uma dor de cabeça dolorosa .

Azedo. A couve ou o seu sumo são eficazes se utilizados em doenças relacionadas com a obstipação e hemorragia . Também pode ser utilizado para diarreia, doenças do fígado e obstipação simples.

Uma mistura de sumo de couve fresca com açúcar alivia a tosse (facilita a libertação de catarro, elimina a rouquidão), tem propriedades anti-sépticas e anti-inflamatórias. Há informações de que o sumo de couve preparado com açúcar refresca o corpo. Uma mistura de couve shar bati seed decoction cura a insónia. A couve também tem propriedades anti-helmínticas.

As folhas de couve são cozidas em leite . Se usado como cataplasma misturado com farelo, é uma cura para o eczema doce e aquoso .

Abordagem Karam à inflamação na prática dentária

utilizado como anestésico e como meio de harmonização do metabolismo . Na periodontite, gengivite e outras doenças inflamatórias

chucrute ou chucrute

recomenda-se lavar a boca com sumo e mastigar.

LAMINARIA- LAMINARIAL.

(couve marinha ou repolho, russo - morskaya kapus ta, laminaria sakharistaya - sweet kelp)

A Laminaria é uma alga castanha grande que cresce no mar . mar branco

Encontra-se nos mares de Okhotsk e no oceano Ártico.

O comprimento da alga é de 3-6 m, e o caule é semelhante a uma folha oblonga. É constituída por uma placa, uma parte semelhante a um caule e rizomas que se fixam no fundo do mar (Figura 46).

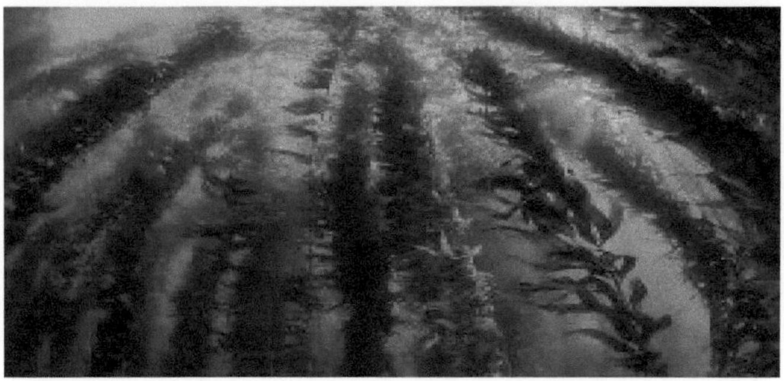

Figura 46

A lâmina foliar é macia e viscosa e cai todos os anos no final do outono, e uma nova parte semelhante a uma folha cresce no inverno.

A Laminaria é apreciada pelas suas propriedades alimentares e medicinais. À escala industrial, a alga é produzida em redor do Mar Branco. Normalmente, as folhas da planta são retiradas da água com a ajuda de longos ancinhos, limpas e secas ao sol.

O medicamento de algas consiste em pedaços castanho-esverdeados, finos, planos e quebradiços, que são embalados industrialmente em caixas como um pó grande para as farmácias.

Os medicamentos à base de algas contêm polissacáridos de elevado peso molecular (algas), manitol . 1 - frutose, ácidos orgânicos (ácido algínico e outros), galactano e pentosanos, pigmentos,

vitaminas Bi, V_2 , BI_2 , C, iodetos e compostos orgânicos de iodo (2,7-3,0%), depósitos de heme sais de cálcio, potássio, brometo de sódio, magnésio, cobre, cobalto, prata e manganês. (Fig. 47)

Como planta de algas, dá bons resultados . Esta caraterística explica-se pelos polissacáridos presentes na composição do produto. Estas substâncias encontram-se no ambiente intestinal e aumentam de volume, o que faz com que os receptores nas paredes do estômago sejam estimulados. '

A Laminaria é utilizada no tratamento do bócio endémico. Como existe uma quantidade significativa de iodo na lami n aria , o iodo faz parte da hormona da glândula tiroide e participa ativamente em importantes processos bioquímicos e metabólicos que ocorrem no organismo. É também recomendada para o hipertiroidismo, enterocolite crónica e aguda, proctite e obstipação crónica. A laminária é também utilizada no tratamento da aterosclerose.

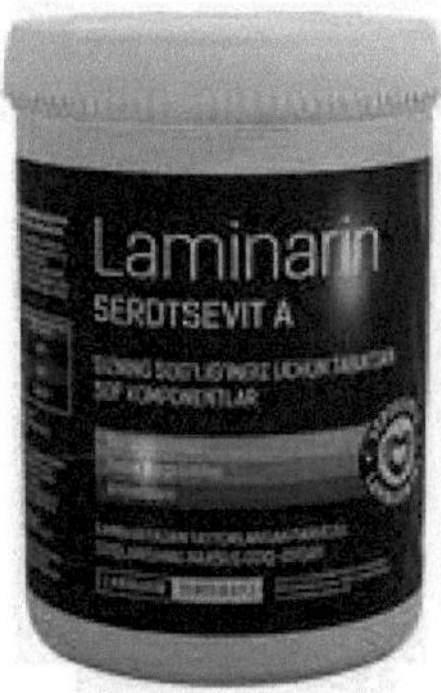

Figura 47.

Em medicina dentária, a alga é recomendada como medicamento contra as cáries, porque esta planta contém uma grande quantidade de oligoelementos.

É prescrito beber 1 colher de chá de algas em pó 3 vezes por dia com água, chá ou sopa como antídoto para a micose.

A Laminaria não é recomendada em caso de tuberculose pulmonar, furúnculos (furunculose), doenças renais, diátese hemorrágica, gravidez, ou seja, nos casos em que o iodo é proibido.

Rp: Pulv. D.S

Laminariae 100.0

Bebe-se meio chá de uma colher 3 vezes da comida antes ou durante a refeição.

MARJONDARAKHT- SAMBUCUS NIGRA L

(Russo - buzinachernaya - karamarjondarakht, Quirguiz - karabuzina, Turquemenistão - tarabuzina)

O Marjondarakht é uma pequena árvore ou arbusto, com cerca de 2-6 m de altura, pertencente à família dos silvinamolares. Os ramos jovens da planta são verdes e tornam-se cinzento-acastanhados com o tempo. As folhas são opostas nos ramos, complexas, com 3-7 folíolos, de cor verde escura. As flores são branco-amareladas, perfumadas, e formam uma inflorescência em forma de escutelo. Os frutos são bagas sumarentas, brilhantes, quase pretas, com 2-4 sementes no interior. (Figura 48)

A planta floresce em maio-julho e dá frutos em agosto-setembro.

Atualmente, estão registadas 20 espécies de árvores. Na Ásia Central, a calêndula é cultivada como planta ornamental.

As flores de calêndula são um produto medicinal. São geralmente colhidas durante a floração e imediatamente secas em telheiros e sótãos.

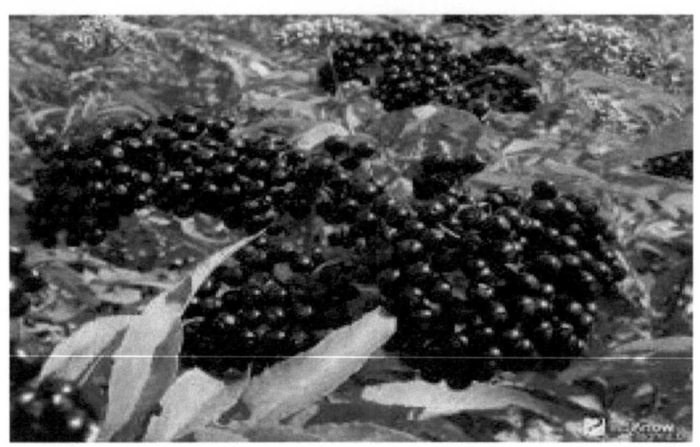

Figura 48

As flores de coral contêm glicosídeo sambu nigrina, rutina, quitina, ácidos orgânicos (clorogénico, valeriano, málico e acético), óleos essenciais, vitamina C e outras substâncias. Os frutos contêm caroteno, vitamina C, substâncias digestivas, ácidos orgânicos, aminoácidos e a sambunigrina foi encontrada no fruto da caverna. As folhas das plantas contêm óleos essenciais, glicosídeo sambunigrina, vitamina C, caroteno.

preparados à base de flores de coral são recomendados como diuréticos, antitranspirantes, agentes anti-inflamatórios. Uma tintura preparada com base nas flores da planta e por vezes nos frutos é utilizada como agente diaforético para constipações, como expetorante para doenças do fígado e como diurético para doenças dos rins e da bexiga. Sob a forma de uma decocção feita a partir das flores da planta, é utilizada para feridas, queimaduras e entorses. Nas hemorróidas, recomenda-se a utilização da tintura como solução local no banho.

As preparações de árvore de coral são recomendadas para distúrbios hepáticos , doenças renais e como diuréticos .

De acordo com a informação dada por AM Zadarojniy e outros, o coral, se as flores da árvore forem utilizadas por vaporização (priparka), dá um resultado positivo na miose , neuralgia e osteoporose.

As flores da árvore de coral têm propriedades desinfectantes, anti-inflamatórias, anti-inflamatórias e calmantes. Se os frutos forem consumidos crus, são úteis para as nevralgias.

Na prática dentária, a cavidade oral é gargarejada com tinturas feitas com base nas flores da árvore de coral, e a garganta é gargarejada. Esta ação irá acabar com as doenças associadas à inflamação, dará um resultado positivo na inflamação das amígdalas, ou em caso de laringite. (Fig. 49)

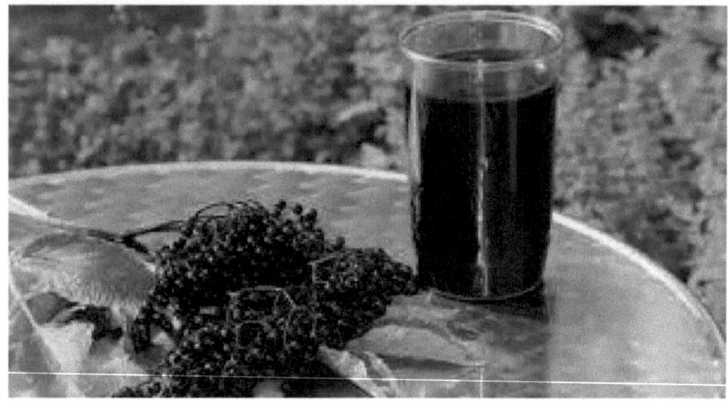

Figura 49

É possível preparar uma tintura a partir dos produtos medicinais da árvore de coral da seguinte forma: 1 colher de sopa de flores da planta ou de polpa de frutos é adicionada a 1 copo de água a ferver e deixada em infusão durante 30 minutos. Em seguida, filtra-se e lava-se a cavidade oral com o seu sumo.

Rp: Ynf flor Sambuci nigrae ex 10.0- 100ml.

DS Para enxaguar a boca.

MARMARAK- SALVIA OFFICINALIS L -VIOLET

(zigirak, mavrak, khutak, russo - sage lekarst vennyy, tajique - mavrak, cazaque - chatiratka, turcomano - bidenek, bodeyuk)

O Marmarak é uma gramínea pertencente à família das labruláceas. A altura é de cerca de 50-100 cm, o caule é ereto, rígido e quadrangular. A folha é ovalada, com uma base em forma de coração, e está localizada de forma oposta no caule. A raiz tem a bola de folhas e as folhas na parte inferior q do caule estão desocupadas. As flores são cor-de-rosa claro, com faixas curtas de cor púrpura e, na parte superior dos caules e dos ramos, formam uma falsa inflorescência em forma de espiga. O fruto é constituído por quatro nozes .

a planta floresce em junho-julho e os frutos amadurecem em julho-agosto .

A espécie Marmarak pode ser encontrada naturalmente nas regiões montanhosas da Ásia Central, nas encostas das montanhas, colinas, jardins e campos. (Figura 50)

O produto medicinal do Marmarak é a parte aérea da planta. é considerado

O Marmarak contém óleos essenciais (1,0-

min S, shi fobakhsh

2,5%), e até 15% é sineol, e também contém flavonóides, vitaminas e aditivos. O óleo essencial é a principal substância medicinal, contém substâncias como o linalolacetato, linalol, otsimeno, mirceno, sedreno, nerolilol. O marmak contém igualmente ácidos urosol e oleanólico.

As espécies de Marmarak são recomendadas na medicina popular sob a forma de tintura para doenças gastrointestinais, batimentos cardíacos irregulares, incontinência urinária. A tintura de Marmarak também é utilizada em doenças associadas a constipações, para estimular o apetite, para satisfazer a sede (HX Kholmatov, 3. H. Habibov, 1976).

Os frutos torrados de marmarak são utilizados para diarreia sanguinolenta em crianças e o pó dos frutos misturado com óleo é utilizado para curar feridas.

As preparações galénicas de Marmarak dão resultados positivos na gastrite e na úlcera péptica associada a uma falta de suco gástrico (S. Ya. Sokolov , IP Zamotaev, 1984). O Marmarak também demonstrou ser útil na inflamação da bexiga.

De acordo com os dados, o marmarak reduz a transpiração, esta propriedade é apropriada para usar no período climático oi é soluçado.

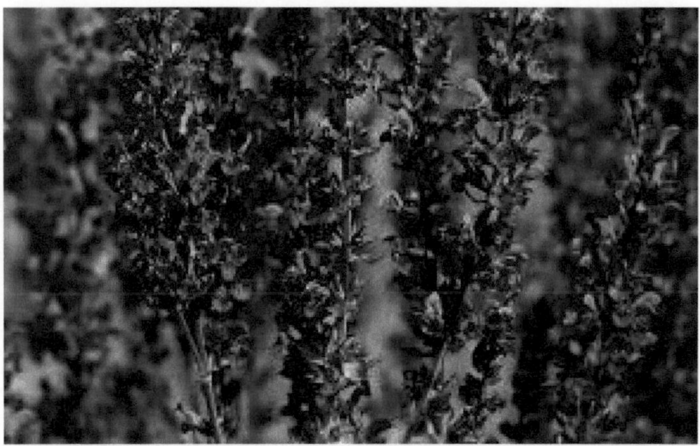

Figura 50

O Marmarak é utilizado em medicina dentária como anti-inflamatório e anti-sético desinfetante. As preparações galénicas de Marmarak são recomendadas para doenças da boca, da garganta e das vias respiratórias.

A gaze humedecida com tintura de marak é utilizada em feridas purulentas crónicas gerais e locais e em queimaduras ligeiras provocadas pelo frio.

Com infusões feitas de folhas de marmarak

A lavagem da boca dá um bom resultado em caso de inflamação da membrana mucosa da boca, quando aparecem úlceras e quando há feridas que não cicatrizam durante muito tempo (Fig. 51)

Rp: FoliaSalviae 100.0

DS 1 - 2 colheres de sopa' 1 chávena para[1] folhas

Adiciona-se água a ferver e deixa-se atuar durante 30 minutos. Depois de enxaguado, é utilizado como elixir bucal.

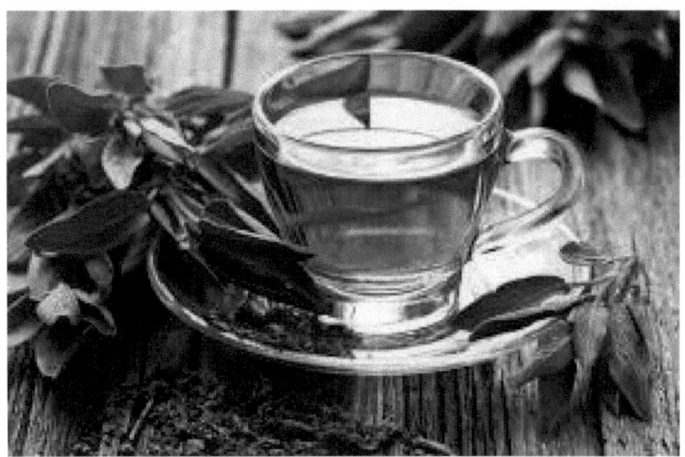

Figura 51

CÂMARA (GAZAKO'T) - MATRICARIA CHAMOMILA

(Russo - romashka aptechnaya, Cazaque - jaztaban, Persa - babuna, Árabe - bobunaj).

A camomila comum (camomila medicinal) é uma planta que pertence à família das plantas com flores. Caule ereto, cep ramo, oco, a altura desta erva de um ano é de cerca de 15-40 cm. A folha é dividida duas vezes, os segmentos são finos e lineares, com uma ponta afiada. Os caules e os ramos são rematados por flores em forma de cesto, de fita comprida. As flores da extremidade do cesto são brancas, tubulares, e as do meio são bissexuais, amarelas, tubulares. Os frutos são castanhos e verdes . A planta floresce de maio ao outono. (Figura 52)

A camomila medicinal cresce nos prados, nas bermas das estradas e entre as culturas no Uzbequistão. O produto medicinal da camomila são as suas flores .

Quando a planta medicinal floresce na diagonal (quando é cultivada em quintas especiais), quando as flores do cesto começam a desabrochar, as flores em forma de língua estão viradas para cima e, quando estão em plena floração, passam para a posição horizontal. Após a floração, as flores em forma de língua ficam viradas para baixo. É nesta altura que os frutos começam a formar-se nas flores tubulares. Quando as flores em forma de língua estão na horizontal, o óleo essencial dos cestos é o mais concentrado. Por conseguinte, recomenda-se a preparação do produto durante este período.

As flores de camomila contêm 0,12-0,8% de óleo essencial, glicosídeos flavónicos, lactonas do grupo das guaianolidas, matricarina e lactonas poliénicas heterocíclicas, prochamazulep, cumarinas (u mbelliferona, gerniarina), dioxicumarina , caroteno, vitamina C, muco, amargo e outras substâncias.

A camomila é uma das ervas medicinais muito utilizadas na prática da medicina popular. Na maioria dos casos, é utilizada como expetorante, condutor de suor e bílis, analgésico, emoliente, agente antiespasmódico (em doenças gastrointestinais), bem como alivia a tensão e é utilizada em ginecologia.

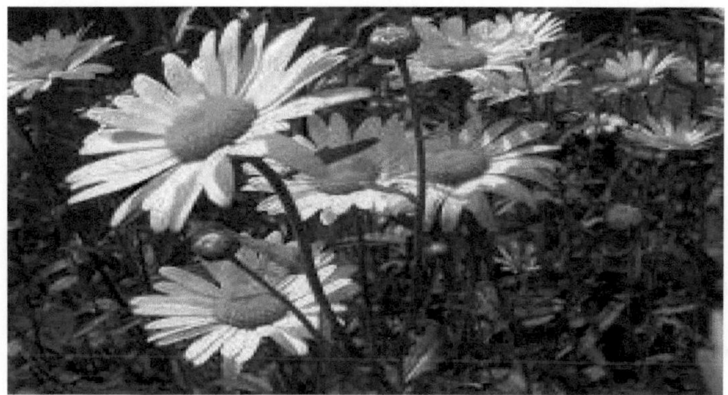

Figura 52

As feridas e os ferimentos são lavados com uma decocção fresca de flores de camomila. Se o olho estiver constipado, é feita uma ligadura húmida (primochka) com decocção de flores de camomila. Chá preparado a partir de uma mistura igual de flor de camomila e flor de bessmertnik, em caso de iterícia, espasmo do estômago; é também considerado um remédio muito eficaz para doenças relacionadas com constipações.

Se se tomar uma mistura de 1 parte de flores de camomila e 1 parte de açafrão, chama-se chá suavizante. Se esta mistura for aplicada como cataplasma (prime parka) em áreas doridas e artrite crónica, mostra o seu lado positivo ao aliviar a dor. Este procedimento é preparado da seguinte forma: tomar 3-5 colheres de sopa da mistura e deitar água a ferver até ficar com o aspeto de papa. Depois disso, embrulha-se num pano grosso e coloca-se num estado quente sobre o local doloroso.

Se lavar o rosto com uma decocção feita a partir de flores de camomila, a pele fica atraente e macia. Algumas mulheres e raparigas lavam o cabelo com tintura de camomila e tornam-no dourado (4 colheres de sopa de óleo são fervidas durante 5 minutos depois de adicionar 1,5 litros de água a flores secas de camomila). (Fig. 53)

Na medicina, as preparações de camomila são utilizadas no tratamento de doenças gastrointestinais e ginecológicas e como expetorante. Além disso, o óleo de flores de camomila é utilizado como agente emoliente, antissético e anti-inflamatório. Incluindo a medicina dentária. Na prática, a preparação de camomila é recomendada para gargarejos em gengivite-estomatite catarral e ulcerativa, periodontite e outras inflamações das membranas mucosas da cavidade oral, dor de dentes.

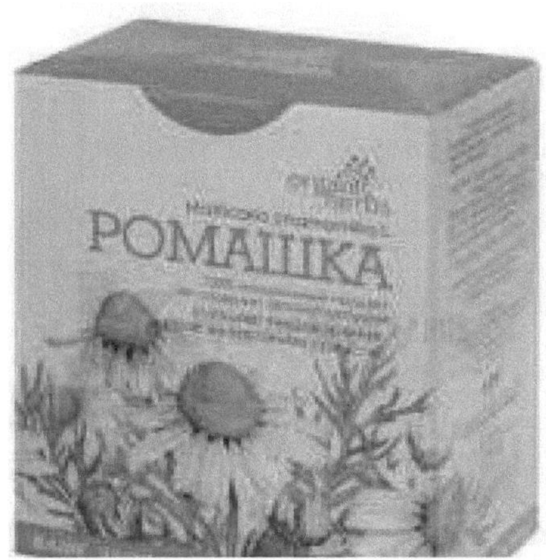

Figura 53

O composto de camomila, uma mistura de extrato de camomila e de óleo essencial, Romazulen, é recomendado como anti-sético e desodorizante.

Rp: Ynf fluor. ChamomiJae ex 15.0 - 200.0 AcicJi borici 4.0

MDS 3 a 4 vezes por dia para enxaguar a cavidade bucal.

NA'MATAK - ROSA CAN IN AL - ROSA HIP

(nomes locais: Uzbeque - khorgul, akhkhorgul, itburun, takmagul, itmurut, russo - shipovnik, rozasobachiy, tajique - khorgul, khorgulisafid, ra'no, gulikhori, cazaque - itmurun, turcomano - kymcha, qir-Ghazal - itmurun, árabe - dliq, persa - hulhul)

As espécies de Namatak são plantas arbustivas, algumas das quais podem atingir 6 m de altura. O caule é flexível, pontiagudo, castanho-avermelhado brilhante e os ramos jovens são ligeiramente verdes ou castanho-esverdeados. As barras são ovóides com penas ímpares e serrilhadas. Podem ser combinadas com folhas adicionais. As flores da planta estão localizadas em grandes ramos individuais ou em 2 ramos. A flor pode ser branca, vermelha, cor-de-rosa, vermelha escura, amarela. O fruto é um pseudofruto suculento que toma o lugar de uma flor.

Nas condições do Uzbequistão, as espécies de namatak florescem principalmente a partir de maio, durante todo o verão, e os frutos amadurecem de julho até ao final do outono . Os frutos do namatak diferem em peso, cor, pequenez do fruto, aparência da casca do ramo e espinhos, dependendo da espécie. (54 fotos)

Frutos namatic na composição uma grande quantidade vita min S (4-8% por vezes até 18%), R, K, V grupo i , carotenos

juntamente com ácidos orgânicos (ácido málico - até 1,8-2%, ácido cítrico - cerca de 2%), pectina e agentes aromatizantes, licopenevariboxantina, bem como sais de potássio, ferro, manganês, fósforo, cálcio e magnésio. As sementes do fruto contêm vitamina E. Os frutos de Namatak são utilizados na medicina popular desde a antiguidade. Uma tintura feita a partir dos seus frutos é utilizada no tratamento da tuberculose pulmonar, da inflamação do fígado, da vesícula biliar, dos intestinos, dos rins e da bexiga . Além disso, a decocção preparada com base no fruto do açafrão é utilizada como agente anti-sangue e antipirético .

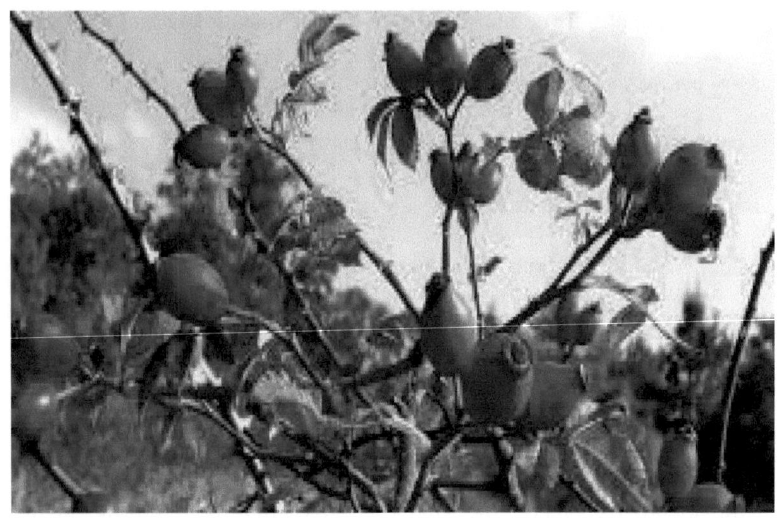

Figura 54

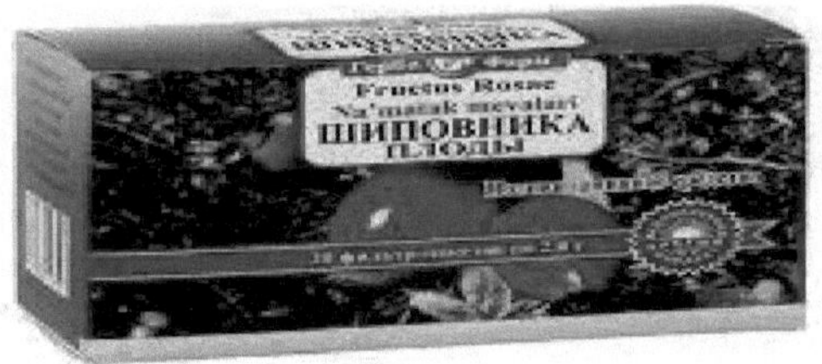

Figura 55

As folhas de Namatak são curativas, mas a decocção preparada com base nas suas folhas é útil para dores de estômago. Na medicina popular, mesmo uma decocção feita a partir das raízes de namatak pode dar muito alívio a uma pessoa que a bebe quando as pedras na bexiga e nos rins estão a causar dor.

. Também deve ser tido em conta que a tintura preparada dá resultados positivos em casos de anemia e fraqueza.

Na prática médica moderna, a tintura, o extrato e o sumo dos frutos do Namatak são preparados em medicamentos (comprimidos), bem como um tipo de medicamento conhecido como "Kholosas". Estes medicamentos são recomendados para o tratamento de avitaminose, aterosclerose e para expulsar a bílis

Os trabalhadores médicos recomendaram à nossa população que bebesse tinturas feitas de cânhamo e saquetas de chá de cânhamo vendidas nas farmácias como meio de prevenção e tratamento durante a quarentena da COVID-19, e mesmo encontrar saquetas de chá de cânhamo nas farmácias durante o período de quarentena de verão de 2020 tornou-se um pequeno problema (Fig. 55).

De acordo com as informações fornecidas por V. Kulikov, as preparações feitas a partir de frutos de plantas são utilizadas como medicamentos anti-alérgicos e anti-aterosclerose. Devido ao facto de o

Namatak ser um complexo de vitamina R, aumenta a elasticidade das paredes dos vasos sanguíneos e fortalece-os. De acordo com as informações fornecidas por VV Lebedev. Uma decocção preparada com base nas raízes da planta harmoniza a atividade dos órgãos digestivos e normaliza a sua atividade enzimática. (Figura 56)

AD Turova fornece informações sobre a redução do teor de colesterol na aterosclerose dos vasos coronários, que é perigosa para o corpo humano. Além disso, o fruto namatak é bom para a doença da vesícula biliar - colecistite e doenças associadas ao abrandamento da secreção biliar.

É de referir que, de acordo com a ênfase de AD Turova. em comparação com as preparações namatak, longas.

O Namatak pode ter um efeito negativo na produção de insulina pelo pâncreas. Namatak não é recomendado para tromboflebite, endocardite.

Preparações feitas a partir de namatac na prática estomatológica em doenças complicadas pela falta de vitaminas, bem comoRecomenda-se enxaguar a boca em estomas em caso de inflamação da membrana mucosa da cavidade oral.

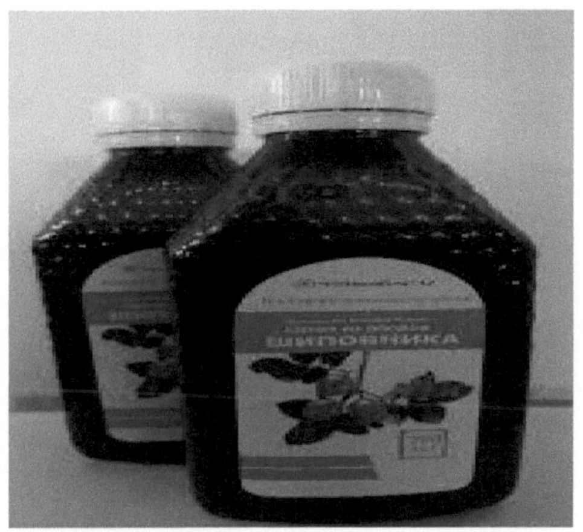

Figura 56

O óleo obtido a partir das sementes de namatak é utilizado como tratamento externo para mamilos gretados de mães lactantes, lábios gretados, escaras (prolegnia), úlceras de difícil cicatrização (tróficas) nas canelas e dermatoses.

O medicamento ia'matak, conhecido como Karotolin, é utilizado para eczema, feridas de difícil cicatrização e alterações no ambiente das membranas mucosas.

Para preparar uma decocção de frutos de amoreira em casa, deite 2 chávenas de água num recipiente com a boca fechada e adicione uma colher de sopa de frutos esmagados (sem nozes), ferva durante 10 minutos, depois coe durante um dia e deixe. vai chorar. Adiciona-se um pouco de açúcar e o sumo é dado através de gaze a ferver.

A decocção é bebida 3 vezes por dia, meio copo antes das refeições.

REFERÊNCIAS

Utilização de plantas medicinais em medicina dentária / G'. E. Khudoyberdiev, MN Nabiev, Yu. A. Sobirov. T.: Editora Médica Abu Ali Ibn Sina, 1995

Abu Ali ibn Sina. Leis médicas. Livro II. T." "Ciência", 1956.

Abu Rankhan Bsruni. Izbrann y e proizvedeniya. IV ("Kitab as-saydana fi-t-tibb"), T., "Fan", 1974.

Alt y m y shev A. Lekarstvenn y e richatka Kirgizii. Frunze, " Quirguizistão" , 1976 .

Vekhov VN, Gubanov IA, Lebedeva GF Kulturn y e rasteniya URSS. M., "M y sl", 1978.

Gol y shenkov PP Lekarstvenn y e rasteniya i ix primenenie. Stavropolskoe St. izd-vo, 1973.

Danilevsky NF, Zinchenko TV, Kodola NA Fitoterapia e odontologia. Kyiv, "Zdorove", 1984.

Zakirov Q. 3., Jamolkhanov HA Dicionário enciclopédico russo-uzbeque

Dicionário enciclopédico de Botannka. T., "Professor", 1973.

Iordanov D., Nikolov P., Boychinov A. Fitoterapia. Sofia, "Medicina e cultura física", 1972.

Kulikov V. Lekarstvenn y e rasteniya Altayskogo kraya. Barnaul, Altaiskoe kn. izd-vo, 1975.

Marchenko AI, Baranyuk AI, Leviskaya Ye. V., Sokolovskaya Ye. P. Lekarstvenn y e rastenia v stomatologii. Chisinau, Shtivitsa , 1989.

Pecker R. Ya. Bolezni zubov i polosti rta. M., "Medicina", 1986.

Popov AP Lekarstvenn e plantas e medicina popular. Kiev, "Zdorove", 1968.

Sahobiddinov SS Dikorastu shch ie lekarstvenn y e rasteniya Sredney Asiai. T., Gosizdat UzSSR, 1948.

Seredin RM, Sokolov SD Lekarstvenn y e rasteniya i ix primenenie . Stavropolskoye kn. izd-vo, 1973.

Sokolov S. Ya." Zamotaev IP Siravochnik po lekarstvenn y m rasteniyam. M.. "Medicina", 1984.

Kholmkov K. Plantas medicinais no sul do Uzbequistão. T., "Labor", 1992.

Kholmatov H., Makhsumov M.

Plantas medicinais utilizadas nas doenças do fígado. T., 1993.

Kholmatov H., Habibov 3. Plantas medicinais do Uzbequistão. T., "Medicina", 1972.

Kholmatov, Khabibov, Olimkhojaeva. Plantas medicinais

plantas medicinais do Uzbequistão. T.. 1991.

Khudoyberd ev GI , Kamenesky LM

. T., "Medicina", 1983.

Shamsnev HN, Orifjanov AQ, Vakhobov H. J", Sadriddinov

MK. Doenças dos maxilares em crianças. T., "Medicina

", 1988. -

Kalantarov D. Ye., Lavochnik MI Arte de cuidar dos dentes. T.,

"Medicina". 1985.

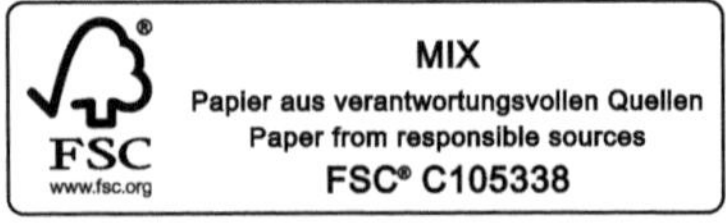

Printed by Books on Demand GmbH, Norderstedt / Germany